案例解析版 | 供专科医师培训使用

感染与炎症放射诊断学

主　编　李宏军
副主编　施裕新　李　莉　刘晶哲　殷小平

人民卫生出版社
·北　京·

图书在版编目（CIP）数据

感染与炎症放射诊断学 ：案例解析版 ：供专科医师
培训使用 / 李宏军主编. -- 北京 ：人民卫生出版社,
2025. 4. -- ISBN 978-7-117-37184-1

I. R814

中国国家版本馆 CIP 数据核字第 2024KG2033 号

人卫智网	www.ipmph.com	医学教育、学术、考试、健康，购书智慧智能综合服务平台
人卫官网	www.pmph.com	人卫官方资讯发布平台

感染与炎症放射诊断学
（案例解析版，供专科医师培训使用）
Ganran yu Yanzheng Fangshe Zhenduanxue
(Anli Jiexiban, Gong Zhuankeyishi Peixun Shiyong)

主　　编：李宏军
出版发行：人民卫生出版社（中继线 010-59780011）
地　　址：北京市朝阳区潘家园南里 19 号
邮　　编：100021
E - mail：pmph @ pmph.com
购书热线：010-59787592　010-59787584　010-65264830
印　　刷：廊坊一二〇六印刷厂
经　　销：新华书店
开　　本：787×1092　1/16　印张：13
字　　数：349 千字
版　　次：2025 年 4 月第 1 版
印　　次：2025 年 4 月第 1 次印刷
标准书号：ISBN 978-7-117-37184-1
定　　价：78.00 元

打击盗版举报电话：010-59787491　E-mail：WQ @ pmph.com
质量问题联系电话：010-59787234　E-mail：zhiliang @ pmph.com
数字融合服务电话：4001118166　E-mail：zengzhi @ pmph.com

编委名单

主　编　李宏军

副主编　施裕新　李　莉　刘晶哲　殷小平

编　委（按姓氏笔画排序）

王云玲　新疆医科大学第一附属医院

王晓华　北京大学第三医院

尹训涛　广州医科大学附属广州市妇女儿童医疗中心

卢　洁　首都医科大学宣武医院

卢亦波　南宁市第四人民医院

边　杰　大连医科大学附属第二医院

曲金荣　郑州大学附属肿瘤医院

吕哲昊　哈尔滨医科大学附属第一医院

刘　军　中南大学湘雅二医院

刘　强　同济大学附属天佑医院

刘文亚　新疆医科大学第一附属医院

刘丽丽　哈尔滨医科大学附属第二医院

刘晶哲　清华大学第一附属医院

刘新疆　复旦大学附属浦东医院

齐志刚　首都医科大学宣武医院

许玉峰　北京大学第一医院

许建荣　上海交通大学医学院附属仁济医院

纪凤颖　哈尔滨医科大学附属第一医院

李　莉　首都医科大学附属北京佑安医院

李　萍　哈尔滨医科大学附属第二医院

李小虎　安徽医科大学第一附属医院

杨　旗　首都医科大学附属北京朝阳医院

牡　丹　同济大学附属第十人民医院

宋　兰　北京协和医院

张　同　哈尔滨医科大学附属第四医院

张　莹　哈尔滨医科大学附属第一医院

张立娜　中国医科大学附属第一医院

张铁亮　新疆医科大学第一附属医院

陈天武　重庆医科大学附属第二医院

陈翔宇　中南大学湘雅二医院

罗　琳　内蒙古科技大学包头医学院第一附属医院

罗佳文　大连医科大学附属第二医院

周　斌　上海交通大学医学院附属仁济医院

胡春洪　苏州大学附属第一医院

侯代伦　首都医科大学附属北京胸科医院

施裕新　复旦大学公共卫生临床中心

夏　爽　天津市第一中心医院

徐　晔　重庆医科大学附属儿童医院

殷小平　河北大学附属医院

董素贞　上海交通大学医学院附属上海儿童医学中心

韩雨璇　大连医科大学附属第二医院

鲁植艳　武汉大学中南医院

廖伟华　中南大学湘雅医院

樊婷婷　哈尔滨医科大学附属第二医院

编写秘书

李　莉　首都医科大学附属北京佑安医院

刘丽丽　哈尔滨医科大学附属第二医院

前　言

《中华人民共和国基本医疗卫生与健康促进法》中明确提出"国家制定医疗卫生人员培训规划，建立适应行业特点和社会需求的医疗卫生人员培训机制和供需平衡机制，完善医学院校教育、毕业后教育和继续教育体系，建立健全住院医师、专科医师规范化培训制度，建立规模适宜、结构合理、分布均衡的医疗卫生队伍"。在住院医师规范化培训后，临床医师需要进一步完成专科医师规范化培训，才能成为能独立从事某一专科临床医疗工作的专科医师。为此，本书针对专科医师的培训特点，对常见感染与炎症疾病的影像学特征和鉴别诊断要点进行总结，旨在提高放射专业和其他相关专业专科医师的放射诊断基本技能和岗位胜任力。

本书的编写注重实用性、规范性，由理论学习向临床实践延伸。全书包括总论、病毒感染、细菌感染等常见感染，共七章。每种感染与炎症疾病包括学习目标、临床概述、影像诊断要点、鉴别诊断、案例分析（包含诊断思路）、思考题，逐层递进，有助于读者对知识的进一步巩固和掌握。

本书邀请多位国内在感染与炎症放射诊断和教学领域的专家编写，具有以下特色：①强调知识性、实用性的结合，言简意赅，重点突出。②选目求精，针对性强。③变换体例，注重实用性，涵盖面广。④注重影像与临床相关知识的整合。注重在实践中对相关理论和知识点的强调、整理与扩展。⑤考虑到读者已有影像专业基础，在编写过程中遵循守正创新的指导思想和注重实效的原则，力求做到重点突出，涵盖面广，注重点的深入、面的拓展、线的贯穿，有助于专科医师从一个较为宏观的角度认识所学疾病，并在知识的系统性和理论性方面获得收益。

感谢本教材所有编委的严谨治学和辛苦付出，感谢李莉教授在本教材的编写及统稿工作中承担的大量工作；向所有参与该书编写的编委致以诚挚的谢意。

在本版教材的编写中，尽管各位编者倾注大量心血，由于编者对感染与炎症疾病认知水平有限，书中难免存在疏漏，欢迎读者批评指正。

李宏军

2024 年 10 月

目　录

第一章 总论

第一节 X线成像技术

一、X线成像技术新进展

1895年，威廉·康拉德·伦琴发现X射线后，X线成像技术很快被用于人体疾病的检查。最初，X线成像主要依赖胶片和暗室处理，但随着时间的推移，数字技术的应用使得成像过程更加快速、高效，并且图像质量得到了显著提高。现代X线成像技术，如数字X线摄影（digital radiography，DR），实现了从模拟量化显示到数字化输出的转变，使图像后处理方法更加丰富，不仅提高了图像的分辨率和对比度，还减少了患者接受的辐射剂量。此外，计算机辅助诊断（computer aided diagnosis，CAD）系统的引入，进一步提高了诊断的准确性和效率。

总之，X线成像技术经历了从最初的普通放射成像到现代数字成像技术的革命性发展。该技术的进步极大地推动了医学影像学的学科发展，在感染与炎症疾病的诊断中亦发挥了重要作用。未来，随着成像技术的进一步发展和创新，X线成像有望与其他成像技术更加紧密地结合，为患者提供更准确、更快速的诊断服务。

二、X线成像技术在感染与炎症疾病中的应用

在感染与炎症疾病的诊断中，X线成像能帮助医师识别和评估病变。例如，在肺部感染中，胸部X线检查可以显示肺部的异常阴影，如肺炎、肺结核或肺脓肿；在骨骼感染中，X线能够揭示骨髓炎或骨结核等病变，通过观察骨质的变化，如骨质疏松、骨膜反应或死骨形成，为临床治疗提供重要依据。此外，X线成像在软组织感染的诊断中也发挥着重要作用，尽管它对软组织的分辨率不如CT或MRI，但在某些情况下，如肌肉脓肿或深部脓肿，X线成像可以提供初步的诊断信息。

尽管X线成像技术在某些方面已经被更先进的成像技术如CT、MRI所取代，但它仍然是一种成本效益高、操作简便且可广泛使用的诊断工具。在资源有限的环境中，X线成像仍然是许多医疗机构的首选诊断方法。此外，随着人工智能和机器学习技术的发展，X线成像的自动化分析和诊断能力也在不断提高，这将进一步增强其在感染与炎症疾病诊断中的作用。

（许建荣　周　斌）

第二节　CT 成像技术

一、CT 技术新进展

计算机断层成像（computed tomography，CT）是电子计算机控制技术和 X 线检查摄影技术相结合的产物，并且随着技术的进步，越来越多的 CT 新技术应用于临床影像。

1. **CT 灌注成像**　是经静脉团注有机水溶性碘对比剂后，对感兴趣器官，如脑、肝、肾、心脏等器官，在固定的层面进行连续扫描，得到多帧图像，通过不同时间影像密度的变化，绘制出每个像素的时间密度曲线，进而计算出对比剂到达病变的峰值时间（time to peak，TTP）、平均通过时间（mean transit time，MTT）、局部血容量（blood volume，BV）和局部血流量（blood flow，BF）等参数，再经假彩色编码处理获得 TTP、MTT、局部 BV 和局部 BV 参数图。分析这些参数与参数图可了解感兴趣区毛细血管血流动力学，即血流灌注状态。

肺炎性结节（结核、曲霉菌等）与恶性结节间血管生成的质和量存在差异，这种血管生成和增强扫描强化之间的差异为两者的鉴别提供了理论依据。张金娥等研究认为，CT 灌注成像血容量（BV）、毛细血管表面通透性（PS）、平均通过时间（MTT）这三个指标在炎性结节和恶性结节间差异均有统计学意义，其中 BV 和 PS 的差异最大。BV 反映病灶的血容量，与血管的管径、数量及是否开放有关。Hamberg 等研究表明，CT 灌注的参数值与肿瘤微血管密度（microvessel density，MVD）及血管内皮生长因子（vascular endothelial growth factor，VEGF）呈正相关。恶性病灶由于血管生成因子的刺激，局部血管增多，所以 BV 较炎症等良性病变的明显增加。PS 反映毛细血管内皮细胞的通透性。肺癌的毛细血管发育不成熟，通透性增高，对比剂容易经不完整的毛细血管基底膜进入组织间隙。该研究表明：以 BV≥6ml/100g 同时 PS≥6ml/（100g·min）为区分炎性病灶与恶性病灶的阈值，其灵敏度 96.8%，特异度 92.3%，阳性预测值 96.8%，阴性预测值 92.3%，准确率 95.5%。

虽然 CT 灌注成像可对病灶的良、恶性进行鉴别诊断，但也存在一定的局限性：①辐射剂量较常规 CT 明显增加；②灌注参数的绝对值受多种因素影响，如心率、对比剂注射流率等，甚至感兴趣区的位置和大小均会对灌注参数的测量有较大影响；③感染性病灶和恶性病灶的灌注参数重叠较多，Li 等研究表明，肺部恶性病灶和活动性感染性结节的 MTT 和 BV 明显高于肺部良性肿瘤性病变，但恶性病灶与活动性感染性结节间差异无统计学意义。故 CT 灌注成像在感染性疾病中的应用仍需更多的探索和研究。

2. **CT 双能量成像**　传统 CT 的 X 线是混合能量射线，故常产生 CT 值的"漂移"。双能量 CT 采用高（通常为 140、120kVp）、低（多为 100、80kVp）两种能量在同角度同时得到两种能量 X 线的采样数据，并根据这两种能量数据确定体素在 40~140keV 范围内的衰减系数，进一步得到 101 个单能量图像，大大降低了硬化束伪影的影响，并可获得相对纯净的 CT 值的图像。CT 双能量成像通过实现物质组成分析和物质分离，提供了以多种定量分析方法与多参数成像为基础的综合诊断模式，如基物质图像、单能量图像、能谱曲线等，还可通过物质分离实现虚拟平扫，大幅度地降低患者所接受的辐射剂量，这对于需要多次复查的感染性疾病患者尤为重要。

目前较为常见的双能量 CT 成像主要为两种：双球管双能量 CT（双源 CT）和单球管双能量 CT（能谱 CT）。双能量 CT 成像除了物质分离图（碘基图、水基图等）和能谱曲线以外，主要的量化指标包括能谱曲线斜率和碘覆盖率。研究表明，通过采用双能量 CT 动脉期碘覆盖率及能谱曲线斜率，可鉴别颈部淋巴结结核和颈部转移性淋巴结；双能量 CT 可通过对痛风结节的鉴别用于腕关节、足部的感染、炎症的诊断；双能量 CT 碘浓度值、70keV 单能量 CT 值及能谱曲线斜率有助于肺部不典型结核球与肺癌的鉴别诊断，尤其是标准化碘浓度值诊断价值较高；双能量 CT 碘浓度值及 70keV 单能量 CT 值有助于炎性病变和肺癌的鉴别诊断，尤其肺动脉期碘浓度值的诊断价值较高。

二、CT 技术在感染与炎症疾病中的应用

CT 检查较传统 X 线检查更能全面客观地评价病情，有利于准确判断肺部损害的程度、范围、部位等，通过窗宽、窗位的调节，可发现病灶细微动态变化及分布情况，获取比 X 线片更多的信息。

（一）胸部

CT 对肺部感染的诊断具有重要意义，低剂量计算机断层成像（low-dose computed tomography，LDCT）可用于肺部疾病的筛查，同时肺间质和实质性病变也可以得到较好的显示。CT 对胸部 X 线检查较难显示的病变，如肺野内与纵隔大血管重叠区域病变的显示，更具有优越性；对胸膜、胸壁病变也可清楚显示。

CT 分辨出血部位较胸部 X 线检查更具有优势。在 CT 图像上，传染病（如钩端螺旋体病）累及肺部时早期因出血量太少，仅表现为细小点状影，随着出血的增多，细小点状影逐渐融合增大，形成小斑片状、片絮状、团片状甚至斑块影，且边缘模糊。同时，若出血范围稍大而肺泡内出血却较少时，便形成 CT 上的磨玻璃影（ground-glass opacity，GGO）。因为出血是渐进式的，早期影像可显示为单一形态的病灶，到后期却是多种形态的混合病灶。

CT 可较胸部 X 线检查显示更多的肺部感染的征象，主要如下。①肺实质病变：肺实质浸润影为主要表现，多为双侧，也有研究认为单侧多于双侧，且右侧多于左侧。病变主要位于肺内中带，全肺野均可受累，中下肺野受累更常见，但也有研究认为病变以基底部为主。实质浸润可表现为单发或多发小斑片影，也可融合成大片影和 / 或 GGO。儿童主要表现为斑片影，婴幼儿则以片絮影多见。②肺间质病变：肺纹理增多、增粗、模糊，局部呈不同程度的网格状改变及散在斑点影。③肺气肿：重症患者 CT 还可显示肺纹理增多伴过度充气，可能是由于支气管血管周围实变导致大气道受累，细支气管壁坏死及中性粒细胞浸润引起小气道阻塞，而致肺泡过度充气。④胸膜受累、胸腔积液、纵隔和肺门淋巴结肿大等。

（二）中枢神经系统

传染病（如 HIV、H1N1 甲型流感、登革热及流行性出血热等）累及中枢神经系统早期时脑部 CT 可无明显改变，有时可呈现弥漫性脑水肿表现，表现为脑回增宽、脑沟变浅，有文献报道，早期 CT 检查的阳性率可达 75%。中晚期多表现为脑沟增深、脑室扩大等脑萎缩样改变；随着病程进展，当出现脑出血时，CT 检查具有非常高的敏感度，如脑型疟疾，CT 可较其他检查方式更有效地发现点状出血灶。对于脑膜炎，CT 可显示大脑镰及小脑幕的带状增厚，增强可见线状或条状明显异常强化。CT 对细小的钙化灶较 MRI 更为敏感，可显示脑结核瘤内、脑池及脑膜内的钙化，以及风疹性脑炎特征性的脑室管膜下线条状钙化。

（三）骨关节

包括严重急性呼吸综合征（severe acute respiratory syndrome，SARS）、布鲁菌病在内的多种疾病会累及骨关节系统，多为股骨头、股骨髁的缺血性改变及坏死，表现为股骨头局部形态变扁及局部骨质密度增高，CT能清晰显示骨关节的骨质密度和形态改变，具体如下。

（1）骨质破坏：表现为病灶形态不规则，边缘多呈虫蚀状，部分破坏区内可见较小死骨碎片影；CT可显示骨棘球蚴病所形成的具有特征性的骨囊性改变，表现为松质骨内的局限性的骨质破坏区，边界清楚，周边有硬化；内部不完整的环形、弧形高密度线条状骨质将其分隔成蜂窝状或多房状。麻风杆菌侵入骨组织除了会造成指/趾骨远端干骺端的骨质改变以外，还会造成局部的血管分支破坏；手部CT血管成像可清晰显示局部血管分支的狭窄、闭塞、中断及走行改变。CT在显示早期改变及较小骨碎片方面明显优于X线。

（2）椎间隙变窄：椎体上或下边缘区骨质破坏致使病变椎体变扁，进而引起相邻椎间盘破坏。三维重组图像中，常见相邻两个椎体结核病变导致两椎体间椎间隙变窄。

（3）椎旁软组织肿块影：病变椎体周围可见软组织肿胀，内部可见近似液性低密度区，边缘模糊。常见伴有斑点状、斑块状钙化灶。

（4）椎管受累：椎体及附件骨质破坏后干酪性病灶、死骨碎片及肉芽组织突入相邻椎管内继发椎管狭窄。骨梅毒主要表现为干骺炎，其次为骨膜炎和骨髓炎，晚期CT可显示其骨质增生改变。

（四）腹腔实质脏器

CT检查目前已成为常规检查方式，主要用于肝、胆、胰、脾、腹膜腔、腹膜后间隙、肾上腺及泌尿生殖系统疾病的诊断。CT可清晰显示感染疾病（如病毒性肝炎、流行性出血热等）累及时肝组织的炎性水肿和充血，表现为肝脏弥漫性增大和肝密度减低，CT平扫显示肝实质密度弥漫性减低（低于42HU或低于脾），有时密度可不均匀，与正常肝实质交错而呈"地图样"改变。CT增强扫描可见动脉期肝实质无明显异常强化，静脉期肝外周明显强化，内侧强化较弱，或按叶段分布强化不均匀，强化速度减慢，平衡期强化趋于均匀，但肝整体强化程度明显减弱；在阿米巴痢疾中，CT可有助于发现肝脓肿的形成，并可根据其较为特征性的改变，与其他肝脏占位性病变进行鉴别。CT对钙化较为敏感，显示血吸虫病所致的肝脏"裂隙状"钙化明显优于MRI和X线片。

CT在肝脏、脾脏棘球蚴病的诊断中，可清晰显示包虫病灶内的不同成分，如囊性、实质性成分及钙化，并可呈现具有特征性的"母子囊""囊中囊""飘带"征等表现。CT还可显示腹部淋巴结的肿大和增多及腹腔积液、脾大、胆囊积液和胆囊壁增厚模糊等多种传染病（如麻风、痢疾、黑热病等）累及腹部的伴随征象。

（五）胃肠道

多层螺旋CT的广泛应用及肠道CT检查使胃肠道等空腔脏器的CT评估成为可能，再配合仿真内镜技术，使CT能有效评估传染病的胃肠道累及情况。传染病（结核、肠炭疽、痢疾等）所致胃肠道改变多表现为肠壁增厚、肿胀，肠腔狭窄，肠炭疽病时CT还可见动脉期对比剂溢出进入肠腔。结核累及胃肠道时，受累肠段的肠壁明显增厚，增强扫描病变段肠壁明显增强且有分层现象。如患者并发腹腔淋巴结结核时，CT可显示肿大的淋巴结，增强扫描后呈环状增强。肠结核可侵犯肠管周围组织，引起结核性炎症或结核性肉芽组织及干酪样坏死组织的出现，CT 平扫可显示肠周脂肪间隙模糊，密度增高，伴有干酪样坏死组织时密度不均匀，周边明显强化，干酪样坏死组织不强化或强化较弱，肠系膜淋巴结肿大、钙化。肠管周围病变环形强化及肠系膜淋巴结肿大、钙化对腹腔结核的诊断具有特征性意义。CT 对钙化较为敏感，显示血吸虫病所致的肠壁钙化灶明显优于 MRI 和 X 线。

（许建荣　周　斌）

第三节　MRI 技术

一、MRI 技术新进展

MRI 是利用原子核在磁场内共振所产生的信号经重建进行成像的一种技术。磁共振（MR）是一种核物理现象，它不仅能用于物理学和化学的分析和研究，也应用于临床医学领域。MRI 是利用原子核单个质子自旋产生的磁场与附加的射频场发生共振的原理进行成像的一种医学影像检查方法。

（一）MR 血管成像技术

磁共振血管造影（magnetic resonance angiography，MRA）是对血管和血流信号特征显示的一种技术。与 CTA 及其他血管造影技术相比，MRA 利用流体的流动而不需要体外对比剂。流体在 MRI 上的信号强度取决于其组织特征、流动速度、流动方向、流动方式及所使用的序列参数。

常用的 MRA 方法有时间飞越（time of flight，TOF）法和相位对比（phase contrast，PC）法。三维 TOF 法的主要优点是信号丢失少，空间分辨力高，采集时间短，它善于查出有信号丢失的病变如动脉瘤、血管狭窄等；二维 TOF 法可用于大容积筛选成像，检查血液流动缓慢的血管；三维 PC 法可用于分析可疑病变区的细节，检查流量与方向；二维 PC 法可用于显示需极短时间成像的病变，如通过单视角观察心动周期中的变化。

对比增强 MRA（contrast enhancement MRA，CE-MRA）适用范围广，实用性强，通过静脉团注 Gd-DTPA 对比剂，采用超短 TR、TE 快速梯度回波技术，三维采集，能很好地显示胸腹部及四肢血管。

（二）MR 水成像技术

MR 水成像（MR hydrography）技术利用静态液体具有长 T_2 的特点，在使用重 T_2 加权成像技术时，胆汁、胰液、尿液、脑脊液等流动缓慢或相对静止的液体均呈高信号，而 T_2 较短的实质器官及流动血液则表现为低信号，从而使含液体的器官显影。MR 水成像技术包括 MR 胰胆管成像（MR cholangiopancreatography，MRCP）、MR 尿路成像（MR urography，MRU）、MR 椎管成像（MR myelography，MRM）等。作为一种安全、无须对比剂、无创伤性的影像学检查手段，

MR 水成像技术提供了有价值的诊断信息，在某种程度上可代替诊断性 ERCP、PTC、IVP、X 线椎管造影等传统检查。

（三）MR 功能成像技术

MR 功能成像可反映人体功能信息及病变导致的功能变化。MR 功能成像包括扩散加权成像（diffusion-weighted imaging，DWI）、灌注加权成像（perfusion weighted imaging，PWI）、脑功能定位成像。DWI 可以显示组织中水分子的扩散运动，PWI 能够通过计算灌注参数反映组织血流灌注功能，而脑功能定位成像则是利用脑激活区局部血流中氧合与去氧血红蛋白的比例改变所引起的 T_2 值变化，反映脑组织的激活区部位和激活强度。

（四）MR 波谱

磁共振波谱成像（magnetic resonance spectroscopy，MRS）是利用磁共振化学位移（chemical shift）现象来测定组成物质的分子成分的一种检测方法，是目前唯一无创性、可测得活体组织代谢、生物变化及化合物定量分析的检查方法。当前常用的是氢质子（^{1}H）波谱技术。由于 ^{1}H 在不同化合物中的磁共振频率存在差异，因此它们在 MRS 的谱线中共振峰的位置也就有所不同，据此可判断化合物的性质，而共振峰的峰高和面积反映了化合物的浓度，因此还可进行定量分析。

二、MRI 技术在感染与炎症疾病中的应用

MRI 可进行多平面成像（轴位、冠状位、矢状位或任意角度），无骨性伪影，尤其在颅脑、脊柱和脊髓等的解剖和病变中的作用优于 CT。MRI 借助"流空效应"，可不用血管造影剂无创显示血管结构，并与肿块、淋巴结进行鉴别。MRI 有高于 CT 数倍的软组织分辨力，尤其在分辨软组织感染灶的敏感性方面明显高于 CT。MRI 能敏感地检出组织中水含量的变化，故常可比 CT 更有效并早期发现感染性病变。

在感染性病变影像学检查手段的选择方面，通常对于中枢神经系统病变和肌肉组织病变首选 MRI 检查。自旋回波（SE）是感染性病变 MRI 检查最基本的序列。颅脑 MRI 检查必须追加 FLAIR 序列，以提高病灶检出的敏感性。

体部 MRI 通常需要追加脂肪抑制序列，梯度回波序列并追加脂肪抑制经常用于骨、软骨和软组织的显像。Gd-DTPA 增强在诊断感染性病变时很有应用价值，特别是在定性诊断中。

此外，某些 MRI 序列的选择对诊断特定病原菌感染有重要的鉴别诊断价值。例如，肝脏念珠菌性肉芽肿因病变周围巨噬细胞吞噬铁质会形成病变周围低信号环，而磁敏感加权（susceptibility weighted imaging，SWI）序列对此尤为敏感，故可作为该病变 MRI 特征性的诊断依据。近年来，MRI 技术发展十分迅速，已在单纯的结构影像基础上，发展出功能 MRI、分子 MRI 等先进技术。随着 MR 设备和检查技术的不断改进，功能 MRI 如 MRS、PWI 和 DWI 也逐渐应用于感染与炎症疾病的诊断，展现出一定的临床应用价值。

（许建荣 周 斌）

第四节 PET/CT 和 PET/MR 技术

正电子发射断层显像（positron emission tomography，PET）是利用正电子的放射性核素及其标记显像剂对脏器或组织进行功能、代谢成像。在肿瘤、神经与精神疾病及心血管疾病等诊断、治疗与研究中显示出越来越重要的作用，同时在临床基础研究和药理学研究中也是非常有用的工具。

PET（PET/CT 及 PET/MR）用于炎症显像的显像剂为 ^{18}F-FDG。^{18}F-FDG 已被广泛用于各种肿瘤诊断和鉴别诊断、肿瘤分期和疗效评估，其在恶性肿瘤部位大量聚集是因为局部葡萄糖代谢增高，但在感染和肉芽肿病变也可呈现高摄取，其原因可能是粒细胞和巨噬细胞利用葡萄糖作为能量来源，导致病灶摄取 ^{18}F-FDG 增加，它在炎症疾病的应用近年来受到越来越多的关注，被称为非特异性炎症显像剂。^{18}F-FDG PET 显像可灵敏地探测细菌性、结核及真菌性等各种类型的炎症病灶，PET 的敏感性和空间分辨率明显优于 SPECT，且检查快速；一体化 PET/CT 及 PET/MR 设备不仅可以获得优质的 PET 代谢图像，还可同时获得高分辨率 CT 或 MRI 图像，利用 CT 或 MRI 对 PET 图像进行衰减校正和同机图像融合，不仅有助于 PET 图像质量和病灶的精确定位，而且 CT 图像尤其是 MRI 图像可提供更多的定性诊断信息。

一、正常 ^{18}F-FDG 图像

^{18}F-FDG PET 显像反映全身葡萄糖代谢的状态，因此正常人在禁食状态下，注射显像剂 40 分钟后脑部放射性聚集明显，肝、脾可见轻度显影，肾、膀胱及输尿管因显像剂的排泄而显影，多数人在禁食状态下心肌不显影，但少数仍可见心肌影像。肌肉可见较均匀的轻度显影。肠道有不同程度显影。此外，许多因素可以影响 ^{18}F-FDG 分布，如注射显像剂后肌肉运动可致肌肉摄取增加、发热、应用某些细胞刺激因子等均可导致骨髓、肌肉等组织摄取增加。

二、PET/CT 和 PET/MR 在感染与炎症疾病中的应用

1. **不明原因发热和深部感染灶探测** 不明原因发热（fever of unknown origin，FUO）指持续发热 2～3 周而原因不明，临床常见。感染是 FUO 的三大主要病因之一，另两大病因为肿瘤和自身免疫性疾病。深部隐匿的感染灶常给临床诊断造成困难。研究表明，FUO 患者通过 ^{18}F-FDG PET 检查，36% 的病例获得了有助于诊断的结果，阳性预测值 70%～92%，阴性预测值 75%～100%。对于 FUO 患者，阴性显像结果往往提示局灶性感染病灶的可能性较小。^{18}F-FDG 对于 FUO 两大病因，即肿瘤和炎症都具有较高的灵敏度，虽然属于非特异性显像剂，但有学者认为在条件允许的情况下，^{18}F-FDG PET 可作为 FUO 病因筛查的常规检查。

2. **结核病** 结核病在病理上是由结核分枝杆菌引起的肉芽肿性炎性病变。典型的结核性肉芽肿中央为干酪样坏死，周围伴有增生的上皮样细胞和朗格汉斯巨细胞，并伴有淋巴细胞和成纤维细胞围绕。结核灶中炎症细胞葡萄糖代谢增高导致对 FDG 高摄取。^{18}F-FDG PET（PET/CT、PET/MR）全身扫描对肺外结核灶的探测具有优势，如腹膜结核、脊柱结核等。肺结核在 ^{18}F-FDG PET 图像上呈多样性，多表现为斑片状，灶内放射性分布不均一，结合好发部位和相关临床资料有助于诊断。肺部结核球常表现为均匀的高放射性摄取，与肿瘤鉴别困难。研究认为，

陈旧性结核与稳定期结核病灶一般不摄取或很少摄取 FDG，显像阳性的结核病灶往往是活动期病灶。

3. 骨、关节感染或炎症

（1）骨髓炎：对于急性骨髓炎，^{18}F-FDG PET 并不比 MRI 增加更多的诊断获益。而慢性骨髓炎的诊断比较复杂，^{18}F-FDG PET 显示出较高的诊断价值，尤其对于中轴骨的病灶具有更高的准确性。

（2）人工关节感染：人工关节感染的诊断往往较为困难，CT 检查难以鉴别感染和松动；患者也因为关节假体而无法行 MRI 检查；而 ^{18}F-FDG PET 显像则有助于临床早期诊断和鉴别诊断人工关节松动与感染，人工关节假体松动无明显异常放射性浓聚，人工关节感染则表现为感染病灶的异常放射性浓聚，且随时间延长逐渐增强。^{18}F-FDG PET 表现为沿人工假体和骨骼的接触面呈放射性高摄取，诊断人工关节感染具有很高的灵敏度，但特异度不佳，文献报告的特异度为50%～95%。

（3）关节炎症：通过 ^{18}F-FDG PET（PET/CT、PET/MR）能早期诊断类风湿关节炎、强直性脊柱炎、退行性骨关节炎等，能高度灵敏地探测活动性炎症，全面显示疾病累及的关节、疾病的活动程度及观察治疗效果。^{18}F-FDG PET 表现为病变关节的异常放射性浓聚。但这种改变是非特异性的，应结合临床资料综合分析并进行鉴别诊断。

4. 血管感染及非感染性血管炎症疾病　^{18}F-FDG PET 对于血管炎症具有较高的灵敏度和特异度，感染性血管炎如移植血管感染、感染性血栓静脉炎或感染性动脉炎等，非感染性血管炎如大动脉炎、巨细胞动脉炎、结节性动脉炎等，都表现为病变血管局部的 FDG 高摄取。PET/CT 及 PET/MR 的优势在于能够精准确定病变部位，全身扫描能更加全面地显示病变范围，有助于临床的诊断及鉴别诊断，且有利于治疗随访评价。此外，动脉粥样硬化斑块也可见 FDG 高摄取。

5. 炎性肠病　炎性肠病（inflammatory bowel disease，IBD）包括克罗恩病（Crohn's disease，CD）和溃疡性结肠炎，为病因不明的慢性肠道炎症疾病。克罗恩病的病变好发于回肠末端及邻近结肠，受累肠段呈节段性分布，病理以全壁性炎和非干酪样肉芽肿为特征；溃疡性结肠炎病变好发于直肠、乙状结肠，呈连续性非节段分布，以黏膜溃疡形成为特征。病变肠道 FDG 高摄取多呈条状放射性浓聚，能直观显示病变范围并进行疗效观察；但是要注意区别生理性肠道摄取，通过临床资料和对比延迟显像浓聚灶不随肠壁运动而向前移动的结果有助于鉴别分析。一组对于克罗恩病的研究结果显示，^{18}F-FDG PET 与 MRI 的诊断特异度相当，灵敏度高于后者，^{18}F-FDG PET 可成为随访评价炎性肠病活动性的检查方法，但由于存在 FDG 的非特异性肠道摄取，常规应用仍有待探究。

6. 结节病　结节病是一种多系统、多器官受累的肉芽肿性疾病。肺和双侧肺门淋巴结是常见病变部位，其次是皮肤和眼，浅表淋巴结、肝、脾、肾、骨髓、神经系统、心脏等均可受累。^{18}F-FDG PET/CT 显示为双侧肺门及纵隔淋巴结对称肿大和 FDG 高摄取，伴或不伴肺内结节状或片状病灶。^{18}F-FDG PET 在初诊中并不具有特异性，需结合临床资料和检查结果进行分析，但 FDG 价值在于描述病变范围且能反映病变的活动性，有助于治疗评价及随访。

7. 免疫抑制、免疫缺陷感染　主要用于接受器官移植的患者、接受抗癌药物治疗或放射治疗的恶性肿瘤患者、获得性免疫缺陷综合征（acquired immunodeficiency syndrome，AIDS）患者及粒细胞减少症患者等感染病灶的诊断与鉴别诊断。由于这些人群免疫力低下，容易引起各种微生物的感染，尤其是一些对正常人不致病或很少致病的微生物的感染，如卡氏肺孢子虫肺炎、弓形虫病、分枝杆菌及真菌感染等，患者的临床症状往往不典型，给诊断带来困难。^{18}F-FDG PET

（PET/CT、PET/MR）具有较高的灵敏度，早期发现病灶且全面显示病变范围，并观察治疗效果。^{18}F-FDG PET（PET/CT、PET/MR）还有助于早期发现和鉴别 AIDS 并发颅内感染。

（卢　洁　齐志刚）

第五节　影像信息提取技术与人工智能

医学图像在临床医学中有着不可或缺的重要作用。20 世纪 20 年代 Bartiawe 系统经由海底电缆传送第一幅新闻图片以来，"数字图像"及其处理技术开始进入科学家的研究范围，并日益受到重视。随着计算机及相关科学技术的飞速发展，数字图像处理技术已成为医学影像技术的重要内容。

一、医学图像分割与信息提取技术

为了对医学影像图像进行分析，需要将整幅图像的感兴趣区提取出来，并对该区域图像进行进一步分析和定量描绘，这个将感兴趣区分离并从整个图像中提取出来的处理过程称为图像分割。

图像分割是医学图像分析中很重要的基础环节。图像分割是提取图像数据中特定组织形态结构信息的必要手段，同时也是实现可视化的前提和基础。医学图像分割及信息提取的过程就是按医学图像中的某种性质对像素进行识别和分类的过程。比较常见的图像分割方法包括：①基于区域的分割方法（阈值法、区域生长、区域分裂和聚合、分类器和聚类等）；②边缘检测（并行微分算子法、基于曲面拟合的方法、基于形变模型的方法等）；③结合区域与边缘技术的方法；④基于模糊集理论的方法；⑤基于神经网络的方法等。

医学图像分割针对某种解剖结构进行处理，通常涉及医学领域的专业知识，如肝脏的大致形状、颅内灰质和白质的含量和密度等。Tina Kapur 将可用于分割的医学知识归纳为四种：①不同目标的灰度分布；②不同成像设备的特点；③不同目标的形态特征；④不同目标的空间关系。医学图像分割结果的准确性在临床医疗中至关重要。为了提高准确率，一方面，必须针对不同解剖结构的特点选取个性化的分割方法，甚至将多种分割算法有机组合，取长补短；另一方面，考虑到自动化分割方法在医学图像上的局限性，近年来由用户参与控制、引导的半自动分割方法在医学图像分割中得到广泛应用。

二、基于机器学习的人工智能现状与未来

疾病的诊断广义上讲是在"寻找证据"。当今计算机技术与医学影像密切结合，但是影像学中数据的生成远大于利用，在"数据 - 信息 - 经验 - 知识"的认知链中，如何从数据、信息中提取知识，并将其上升为经验，是当前生物医学工程界及医学界共同关注的课题。

临床放射科医师读片的过程非常复杂。通过对图片上相应特征进行评估，与已有的先验知识

进行对照，并参考其他诊断数据，综合得出结论。该过程的主观性决定了不同医师对同一幅图像的诊断可能存在一定的差异，同时受检者的增多及对医学影像依赖性的增加，更加重了临床放射科医师的工作量。

随着医学影像技术的快速发展，各种医学图像数据已成为基础医学、临床医学中应用最为广泛的信息形式之一，如何从大量影像数据中有效地挖掘出规律并形成相关的知识是医学影像学发展面临的一个重要命题。近年来，人工智能成为计算机辅助诊断的研究热点。在近 10 年，关于人工智能计算机辅助检测 / 诊断的研究增加了近 10 倍，人工智能在医学图像的分类、检测、分割和配准等任务中均有所体现。相关研究在 X 线、CT、MRI 和核医学成像等领域取得了重大突破。

总的来说，人工智能影像分析技术从价值层面有以下优势：第一，人工智能可以帮助医师提升工作效率，尤其是影像中微小病变的检出，帮助医师进行初筛，以"人机结合"的模式把医师从超负荷的工作中解放出来；第二，人工智能在临床应用中可大幅提高诊断的精度，医师可能会因为长时间阅片产生疲劳感，影响对病灶的判断，导致漏诊、误诊；第三，人工智能可以辅助临床进行预后分析，从而合理化、个性化的制定治疗方案；第四，人工智能技术可以缓解当前医疗资源分布不均衡带来的大量患者涌向医疗资源富集地区的问题，实现各级医院诊断水平的同质化；第五，人工智能辅助阅片相比医师单独阅片更具有一致性，且其标准化流程可保证诊断结果的客观性与稳定性。

三、影像信息提取技术与人工智能在感染与炎症疾病中的应用

随着深度学习算法，尤其是卷积神经网络和迁移学习技术的快速发展，人工智能在处理医学影像大数据、深入挖掘复杂医学影像信息、高效识别图像特征等方面具有巨大的优势。在感染与炎症疾病影像诊断领域，人工智能技术有望克服影像学中人工阅片工作量大、主观性强、缺乏量化标准等不足，目前已取得阶段性的进展与成果。

人工智能在胸部影像诊断中的应用较为成熟，人工智能能精确检出肺结节、辅助 X 线筛查结核患者，通过智能图像分类技术进行肺结节形态学的良、恶性分类，在深度挖掘海量影像数据基础上，人工智能有望鉴别不同类别的肺疾病，如结核、肿瘤和间质性肺疾病等。在病灶分割方面，智能分割算法能精准分割肺部器官（肺叶段、支气管等）和肺结节等病灶。研究者通过开发基于深度学习模型，在一定样本量的训练下，能准确鉴别社区获得性肺炎及其他病变，其诊断效能与资深胸部放射科医师相当。在炎症性肠病诊断领域，深度学习模型在内镜图像中识别溃疡性结肠炎和克罗恩病的准确率显著高于经验丰富的内镜医师，而且平均检测时间远远短于人工。还有研究发现，在对溃疡性结肠炎的内镜严重程度进行分级时，人工智能的表现与经验丰富的医师相似，医师可能会排除部分病变不典型的图像，只保留位于视觉中心的病变最典型图像，这导致医师有可能遗漏病变、报告不准确。

人工智能和机器学习已经以多种方式进入炎症与感染疾病影像诊断领域，包括但不限于协助发现可能影响公众健康的传染病暴发。

（许建荣　周　斌）

推荐阅读

[1] 刘璐，殷勇．人工智能在儿童社区获得性肺炎诊断中的应用及研究进展．中华实用儿科临床杂志，2022，37（4）：318-320.

[2] 孟名柱，刘文佳. 人工智能在炎症性肠病中的应用进展. 中华炎性肠病杂志，2023，7（2）：164-167.

[3] CHAN P, SPUDICH S. HIV compartmentalization in the CNS and its impact in treatment outcomes and cure strategies. Curr HIV/AIDS Rep, 2022, 19(3): 207-216.

[4] CHELLINI D, KINMAN K. Dual-energy CT principles and applications. Radiol Technol, 2020, 91(6): 561CT-576CT.

[5] DHOORIA S, CHAUDHARY S, SEHGAL I S, et al. High-dose versus low-dose prednisolone in symptomatic patients with post-COVID-19 diffuse parenchymal lung abnormalities: an open-label, randomised trial (the COLDSTER trial). Eur Respir J, 2022, 59(2): 2102930.

[6] GRIFFITHS J R. Magnetic resonance spectroscopy ex vivo: a short historical review. NMR Biomed, 2023, 36(4): e4740.

[7] MOLAD J. CT perfusion: more than what you thought. AJNR Am J Neuroradiol, 2021, 42(1): 73-74.

[8] OGAWA S, SUNG Y W. Selected topics relating to functional MRI study of the brain. Keio J Med, 2019, 68(4): 73-86.

[9] HANG G, LI S, YANG K, et al. The value of dual-energy spectral CT in differentiating solitary pulmonary tuberculosis and solitary lung adenocarcinoma. Front Oncol, 2022, 12: 1000028.

第二章 病毒感染

第一节 病毒性肝炎

【临床概述】

病毒性肝炎（viral hepatitis）是指由各种类型肝炎病毒所引起的以肝细胞变性、坏死为主要病变特征的一种常见传染性疾病。

病毒性肝炎发病机制复杂，至今尚未完全阐明，取决于多种因素，并与机体的免疫状态有密切关系。目前已证实的可引起病毒性肝炎的病原体包括甲型肝炎病毒（hepatitis A virus，HAV）、乙型肝炎病毒（hepatitis B virus，HBV）、丙型肝炎病毒（hepatitis C virus，HCV）、丁型肝炎病毒（hepatitis D virus，HDV）、戊型肝炎病毒（hepatitis E virus，HEV）五种。甲型和戊型肝炎病毒典型的传播途径为粪-口途径，乙型、丙型、丁型肝炎病毒主要是通过血液或血液制品传播。

各型病毒性肝炎临床表现类似，以发热、食欲减退、厌油腻、肝功能异常为主，部分病例出现黄疸。病毒性肝炎的临床分型可以分为急性病毒性肝炎、慢性病毒性肝炎及肝衰竭。

（1）急性病毒性肝炎：通常持续不超过 6 个月，分为急性黄疸型和急性无黄疸型，病理改变以肝细胞肿胀、水肿变性及肝细胞再生为主，一般不伴有明显纤维化。其中甲型、戊型肝炎一般不转为慢性，成年急性乙型肝炎约 10% 转为慢性，丙型肝炎超过 30%，丁型肝炎约 70%。影像学表现无特异性，对该病的诊断通常是基于血清学、病毒学和临床表现。影像学检查最重要的作用是排除其他与急性病毒性肝炎具有相似临床及生化异常的疾病。

（2）慢性病毒性肝炎：急性病毒性肝炎病程超过半年，或原有乙型、丙型、丁型肝炎急性发作再次出现肝炎症状、体征及肝功能异常。病理改变以炎症坏死和纤维化为主要特点。根据病情轻重分为轻、中、重度。HBV 和 HCV 感染是慢性病毒性肝炎最常见的原因。

（3）肝衰竭：根据病理学组织特征及病情发展速度，肝衰竭可分为四类，分别为急性肝衰竭、亚急性肝衰竭、慢加急性肝衰竭及慢性肝衰竭。急性肝衰竭以大量肝细胞一次性坏死为主要特征。亚急性肝衰竭肝细胞出现新旧不一的大片状坏死，同时伴有残留肝细胞增生成团。慢加急性肝衰竭病理特征为慢性肝病背景下，出现新的程度不等的肝细胞坏死性病变。慢性肝衰竭主要特征为弥漫性肝纤维化及异常结节形成。

实验室检查最主要的是病原学检查。其他辅助检查包括血常规、尿常规、肝功能检查及影像学检查。急性病毒性肝炎初期白细胞计数正常或略增高，淋巴细胞相对增多，偶可见异形淋巴细胞。尿胆红素和尿胆原的检测有助于黄疸的鉴别诊断。丙氨酸转氨酶（alanine aminotransferase，ALT）、天冬氨酸转氨酶（aspartate transferase，AST）、乳酸脱氢酶（lactate dehydrogenase，LDH）等均不同程度升高。

病毒性肝炎常用的影像检查方法包括超声、CT 以及 MRI。超声能够动态观察肝、脾的大小、形态等情况，同时可以观察胆囊壁厚度、肝硬化、肝门部及腹膜后淋巴结情况。CT 一般很少单独用于病毒性肝炎的诊断，但 CT 可显示肝内血管周围"晕环"、胆道系统改变及腹腔淋巴结肿大等征象，且这些征象与病程严重程度相关，因此增强 CT 可以在一定程度上反映病毒性肝炎的严重程度。MRI 对显示肝脏格利森鞘水肿、肝硬化和判定肝硬化相关结节性质及排除肿瘤性病变具有非常高的价值。

【影像诊断要点】

1. 急性病毒性肝炎

（1）超声

1）急性病毒性肝炎的超声表现没有特异性。通常表现为肝大，各径线测值增大，形态饱满，边缘钝。轻度肝炎可表现为肝实质回声正常，门静脉管壁回声略增强、增多。中 - 重度肝炎表现为肝实质回声弥漫性降低，门静脉壁回声相对增加，即"星夜肝"。彩色多普勒血流显像（color Doppler flow imaging，CDFI）、脉冲多普勒（pulse wave Doppler，PWD）无明显异常。

2）重症急性病毒性肝炎：①肝脏体积明显缩小，肝包膜出现皱褶、不光滑。②肝实质回声因散在大块坏死与残存正常肝组织交错，以及增生的结缔组织，可呈网状、斑片状或粗大的结节状图像。重症病毒性肝炎的肝外表现包括因水肿引起的胆囊壁增厚，以及不同程度的腹水。急性病毒性肝炎患者，尤其是甲型肝炎患者，有时会出现明显的胆囊壁不规则增厚。肝脏硬度会因为炎症而增加（不是由于纤维化）。疾病进展阶段不同，脾脏亦会有不同程度的增大。有时可见到肝门肿大淋巴结。随着病情好转以上异常改变可以转归或消失。

（2）CT

1）肝脏体积增大：由肝组织炎性水肿和充血引起。急性病毒性肝炎通常表现为肝大，普通型表现为肝脏各叶大小比例正常；可伴有肝包膜水肿和明显的坏死区，导致肝脏轮廓不规则。肝大和门静脉周围水肿是重症急性病毒性肝炎患者较为常见的影像学表现。

2）肝脏密度减低：肝炎时由于肝细胞肿胀、血流灌注异常、脂肪浸润等因素影响，肝脏密度不同程度降低而导致肝脏质地不均。急性和慢性肝炎均有此表现。重症急性病毒性肝炎时，肝实质密度不均匀性降低，可见多发不规则片状低密度影。

3）腹腔淋巴结肿大：淋巴结肿大通常见于门腔间隙、肝十二指肠韧带区域、肝门及腹膜后等部位。门静脉周围淋巴结病变可能是急性和慢性肝炎中唯一可检测到的异常。

4）肝外表现：因病变程度不同，可引起一系列肝外表现。重症急性病毒性肝炎时，因水肿引起胆囊变化（壁增厚，收缩或内边缘起伏）、门静脉周围水肿、肝周脂肪浸润、脾脏不同程度增大及腹腔积液。其中门静脉周围水肿和腹腔积液是较为常见的影像征象。门静脉周围水肿在CT上表现为与门静脉平行的低密度"晕环"征（图2-1-1）。随着肝功能的恢复和临床症状的好转，胆囊和脾脏的改变可恢复正常。

5）增强扫描：CT增强扫描非均匀性实质强化是急性病毒性肝炎的一个潜在特征。CT增强扫描可显示不规则灌注，密度分布不均匀。该区域肝实质在门静脉期及平衡期强化程度高于肝脏中央区域。肝实质大块坏死在CT平扫表现为"地图样"分布的低密度改变，增强后坏死区在门静脉期明显强化，密度显著高于周围肝组织，此种表现即为"反转"强化，为重症肝炎的相对特征性影像学表现，且多见于药物性肝损害所致的亚急性肝衰竭，急性病毒性肝炎较少出现。

（3）MRI：与多层螺旋CT一样，MRI显示肝大并伴有肝包膜水肿。因肝脏组织炎性水肿肝实质信号呈稍低T_1WI、稍高T_2WI，边界欠清，信号尚均匀。肝格利森鞘水肿。此外，门静脉分支周围因水肿T_2WI表现为与门静脉血管平行的高信号区域（图2-1-2）。

脂肪变性在同相位和反相位序列上更敏感，表现为反相位上信号衰减。重症急性病毒性肝炎时表现为肝脏轮廓欠规整，肝实质信号可出现不均匀片状T_1WI低信号、T_2WI高信号的坏死区。

注射肝特异性对比剂后，由于肝细胞功能受损，可能会出现肝胆期延长。在动态和多相动态对比增强的MRI上，可以看到与MSCT类似的增强模式。

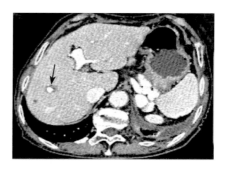

图2-1-1 急性病毒性肝炎CT表现
CT增强扫描，门静脉周围水肿（箭），表现为与门静脉平行的低密度"晕环"征。

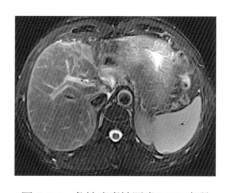

图2-1-2 急性病毒性肝炎MRI表现
门静脉分支周围因水肿T_2WI表现为与门静脉血管平行的高信号区域。

2. 慢性病毒性肝炎

（1）超声

1）轻度：可仅表现为肝脏体积轻度增大，肝脏声像图可能无异常表现或仅有肝实质回声稍增强、增粗表现，肝质地中等或尚软。肝静脉显示清晰。

2）中度：肝、脾体积不同程度增大，肝实质回声增强、增粗，分布欠均匀，与脂肪浸润和纤维化程度有关。肝静脉走行多清晰，肝内血管可呈正常表现，亦有肝静脉内径变细的改变，肝质地中等。

3）重度：肝脏表面欠光滑。肝实质回声，明显增强、增粗，分布不均匀，肝静脉内径变细，僵直感，肝质地中等或中等偏硬。肝静脉显示欠清晰，门静脉、脾静脉增宽（门静脉内径>1.2cm，脾静脉内径>0.8cm）。有时在肝十二指肠韧带可检测到肿大淋巴结。胆囊壁增厚，呈"双边样"改变；脾大；CDFI显示门静脉血流速度下降。

（2）CT：慢性肝炎患者的CT影像学表现与早期肝硬化相似。

1）肝脏大小的改变：肝脏体积可正常或轻度增大。随着疾病进展，可出现肝叶增大或萎缩，通常表现为肝右叶萎缩，左叶增大，各叶大小比例失调。

2）肝脏体态轮廓改变：因纤维化收缩和结节再生，病毒性肝炎肝表面轮廓线不光滑，呈波浪状或小锯齿状。主要为慢性乙型肝炎的表现。

3）肝脏密度改变：因肝组织炎性水肿或脂肪变性，肝脏密度弥漫性或不均匀性减低，肝内可见片状低密度坏死区。

4）肝外其他继发改变：①脾大；②胆囊肿大、胆囊壁增厚及胆囊窝水肿；③门静脉显示多不清晰，部分可见门静脉分支轻度扩张；④腹腔内淋巴结肿大、增多（图 2-1-3）；⑤腹水、胸腔积液和心包积液。

5）增强扫描：肝实质明显不均匀强化，可见不规则斑点状或片状低密度无强化区，延迟期显示更为显著。肝内血管周围"轨道"征或"晕环"征（图 2-1-4），在增强 CT 或 MRI 图像上围绕在肝门静脉主干及其肝内分支和 / 或第二肝门部下腔静脉肝内段周围的环状低密度 / 高信号带，急性和慢性肝炎均有此表现。

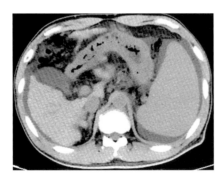
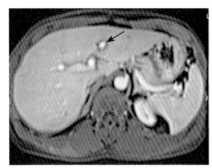

图 2-1-3　慢性病毒性肝炎 CT 表现
肝表面轮廓线不光滑，呈波浪状或小锯齿状；脾大；胆囊窝水肿；腹水。

图 2-1-4　慢性病毒性肝炎 MRI 表现 1
肝内血管周围的"晕环"征，T_1WI 增强图像可见围绕在门静脉左支周围的环状影。

（3）MRI：在显示肝脏大小、形态改变和脾脏、胆囊、肿大淋巴结及腹水征象方面与 CT 相同。肝实质信号显示不均匀，呈明显 T_1WI 低信号、T_2WI 高信号。门静脉周围水肿在 T_1WI 呈低信号，T_2WI 呈高信号，MRCP 显示更佳。胆囊壁增厚、水肿，呈"双边"征（图 2-1-5）。门静脉周围淋巴结病变可能是急性和慢性肝炎唯一可检测到的异常。随着疾病进展，晚期可见不同程度的脂肪变性及肝脏纤维化改变，在同相位和反相位序列上，可以显示脂肪浸润。在反相位图像上，脂肪浸润的信号比同相位图像信号强度下降，为其特征；肝纤维化改变，在 T_1WI 为低信

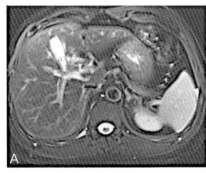
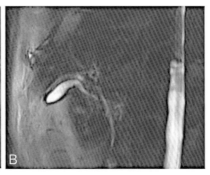

图 2-1-5　慢性病毒性肝炎 MRI 表现 2
A. 门静脉周围水肿 T_2WI 呈高信号，胆囊壁增厚、水肿；B. MRCP 呈"双边"征。

号，在 T_2WI 亦为低信号。

动态增强扫描，早期肝实质有片状不均匀强化，提示近期肝功能受损。后期肝脏纤维化，增强显示为延迟期线状强化。晚期肝脏实质显示为延迟期强化，提示肝细胞功能明显受损。

【鉴别诊断】

1. **溶血性黄疸** 可由药物或感染等诱因引起。表现为贫血、腰痛、发热、血红蛋白尿及网织红细胞升高，黄疸大多较轻。影像学表现无特异性。

2. **脂肪肝** 超声通常表现为肝脏形态饱满或不同程度增大，肝实质近场回声细密、增强，后场衰减，称为"明亮肝"。肝内血管和韧带显示减少或不清，肝肾切面显示肝肾回声差异大；CT 表现为肝实质密度一致性减低，低于同层脾脏密度，重度脂肪肝时肝内血管显示清晰；脂肪肝通常在 MRI 反相位图像上信号强度下降，提示有脂肪浸润。

3. **肝豆状核变性（Wilson 病）** 一种铜代谢障碍引起的神经变性疾病，属于常染色体隐性遗传性病变。血清铜和血清铜蓝蛋白降低，尿铜排量增加。特征性临床表现为眼角膜边缘可发现凯-弗环（Kayser-Fleischer ring）及小叶性肝硬化，肝脏早期表现为脂肪沉积，后期发生典型肝硬化表现，增强无强化。

4. **淤血性肝病** 由于肝脏循环障碍，导致肝脏血液回流受阻，通常表现为肝大，长期肝脏淤血、缺氧，会使肝脏纤维化，最终发展为肝硬化。早期表现为肝脏各径线增大，肝实质回声减弱，肝静脉和下腔静脉轻度增宽。而急性病毒性肝炎肝静脉内径正常或变细。晚期肝实质回声粗糙、增多，逐渐向肝硬化方向发展，可出现门静脉高压的一些征象，如门静脉增宽、脾大等。CDFI 显示肝静脉及下腔静脉内彩色血流暗淡，PW 可见流速缓慢，波形平坦，生理性搏动减弱或消失。

5. **其他病毒所致的肝炎** 巨细胞病毒感染、传染性单核细胞增多症等，可根据原发病临床特点和病原学、血清学检查结果进行鉴别诊断。

【案例分析】

男性，66 岁。胃部不适 20 天，食欲不振、腹胀 5 天，转氨酶升高 1 天。入院检查，抗戊型肝炎病毒抗体 IgM 阳性（+）、抗戊型肝炎病毒抗体 IgG 阳性（+）；ALT 1 720.47U/L，AST 942.76U/L，总蛋白 51.72g/L，总胆红素 130.91μmol/L，结合胆红素 95.25μmol/L。患者腹部 MRI 表现见图 2-1-6。

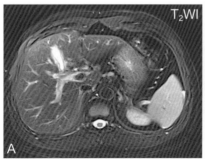
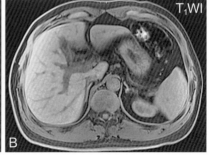

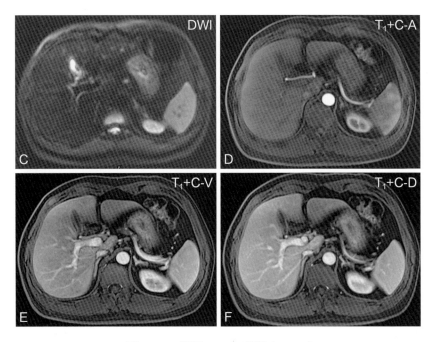

图 2-1-6 案例，MRI 表现（A～F）

■ 影像征象：

1. 肝格利森鞘水肿，呈条片状 T_2WI 高信号，边界不清。

2. 胆囊饱满，壁增厚水肿。

3. 肝脏体积略增大。

■ 印象诊断：

1. 肝脏格利森鞘水肿。

2. 胆囊壁增厚水肿。

■ 诊断要点：

1. 胃部不适 20 天，食欲不振、腹胀 5 天，转氨酶升高 1 天。

2. 肝格利森鞘水肿。

3. 胆囊壁水肿。

思考题

1. 什么是病毒性肝炎？

2. 乙型肝炎主要有哪几种传播途径？

3. 可以用来辅助诊断病毒性肝炎的影像学检查包括哪些？

4. 病例分析　男性，54 岁。1 周前无明显诱因出现腹痛、腹胀，同时食欲较前明显减退，伴周身乏力，伴皮肤、巩膜黄染。入院后实验室检查：抗戊型肝炎病毒抗体 IgM 阳性（＋）、抗乙型肝炎病毒抗体 IgG 阳性（＋）。肝脏生化：ALT 1 555.84U/L，AST 1 080.51U/L，GGT 539.64U/L，TB 256.61μmol/L，CB 202.31μmol/L。患者腹部 MRI 表现见图 2-1-7。

（1）本病最可能诊断为

　　A．急性病毒性肝炎　　　　　　　　　　B．慢性病毒性肝炎

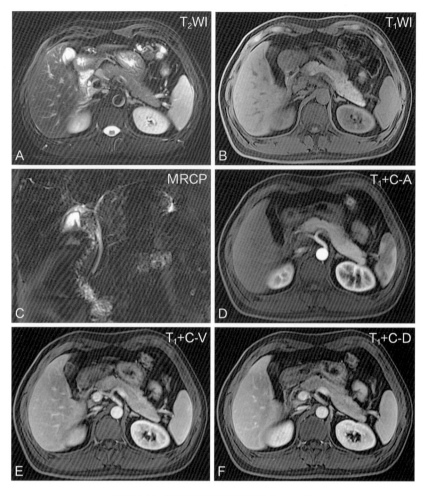

图 2-1-7　患者腹部 MRI 表现（A～F）

  C. 淤血性肝病
  D. 急性肝损害
  E. 早期肝硬化
（2）本病的常见影像学表现包括
  A. 肝大
  B. 腹腔肿大淋巴结
  C. 肝脏密度不均匀
  D. 胆囊壁增厚
  E. 以上都是

病例分析答案：（1）A；（2）E

（边　杰　罗佳文　韩雨璇）

推荐阅读

[1] 罗杰棋，沈菁，郭昂，等. 磁共振 IDEAL-IQ 成像技术在乙型病毒性肝炎肝纤维化和早期肝硬化诊断中的应用价值. 新发传染病电子杂志，2021，6（4）：289-293.

[2] PICKHARDT P J, GRAFFY P M, SAID A, et al. Multiparametric CT for noninvasive staging of hepatitis

C virus-related liver fibrosis: correlation with the histopathologic fibrosis score. AJR Am J Roentgenol, 2019, 212(3): 547-553.

[3] LUBNER M G, JONES D, SAID A, et al. Accuracy of liver surface nodularity quantification on MDCT for staging hepatic fibrosis in patients with hepatitis C virus. Abdom Radiol (NY), 2018, 43(11): 2980-2986.

[4] LUBNER M G, PICKHARDT P J. Multidetector computed tomography for retrospective, noninvasive staging of liver fibrosis. Gastroenterol Clin North Am, 2018, 47(3): 569-584.

第二节　流行性感冒

一、流行性感冒

学习目标

1. 掌握流行性感冒的影像诊断要点。
2. 熟悉流行性感冒的影像鉴别诊断、临床表现、实验室检查及确诊依据。

【临床概述】

　　流行性感冒（influenza）简称"流感"，是一种由流感病毒感染引起的急性呼吸道传染病，属于我国法定丙类传染病。流感病毒传染性强，空气飞沫传播是其主要传播途径，容易引起暴发流行或大流行，其发病率居法定传染病首位。人群普遍易感，感染后可获得同型免疫力，但维持时间短。流感病毒常发生变异，不同人群对流感的免疫状态不同。流感潜伏期一般 1～3 天，最短仅数小时。起病急骤，以高热、头痛、肌肉关节痛、乏力等全身中毒症状为主，呼吸道症状往往轻微或不明显。流感病程短，具有自限性，但婴幼儿、老年人和存在心肺疾病及其他慢性病患者，以及免疫功能低下患者容易发展为重症。根据临床表现，流感可分为单纯型流感、肺炎型流感（原发性流感病毒性肺炎）、中毒型流感及胃肠型流感。

　　实验室检查：急性期外周血白细胞计数减少，淋巴细胞计数增高，合并细菌感染时，白细胞计数和中性粒细胞比例增高。流感病毒核酸检测或快速抗原检测阳性。血清中流感病毒特异性 IgG 抗体水平呈 4 倍或 4 倍以上升高则有诊断意义。流感病毒分离培养阳性是诊断流感的金标准。

【影像诊断要点】

　　影像学表现在一定程度上反映了病变的严重程度。

　　1. **典型表现**　轻症患者胸部影像学检查无明显异常或仅有肺纹理增粗、模糊。磨玻璃影

（GGO）和实变是原发性流感病毒性肺炎最常见的表现，多分布于胸膜下或支气管血管周围，双肺下叶、背侧最为多见。进展迅速者，可发展为双肺弥漫的渗出性病变或实变，部分患者可见胸腔积液。

2. 影像分期

（1）初期：X 线表现为肺纹理增粗模糊，小斑片状阴影，CT 表现为小片状 GGO，病灶多位于下肺野和肺门周围（图 2-2-1）。

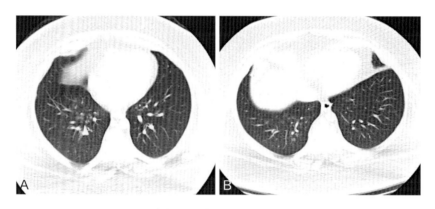

图 2-2-1　原发性流感病毒性肺炎 CT 表现（初期）
双肺散在小片状磨玻璃影（A、B）。

（2）进展期：主要表现为肺内弥漫或多发斑片状 GGO，伴或不伴实变，多分布于支气管血管束周围或胸膜下。随着疾病进展，GGO 迅速互相融合扩大，密度增高（图 2-2-2）。进展迅速者，可发展为双肺弥漫的渗出或实变，严重时表现为"白肺"。部分患者伴有胸腔积液，提示病情危重。

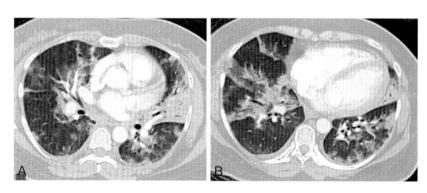

图 2-2-2　原发性流感病毒性肺炎 CT 表现（进展期）
双肺磨玻璃影快速融合扩大，并伴有大片状实变，双侧少量胸腔积液（A、B）。

（3）恢复期：表现为肺内实变或 GGO 密度变淡或消失，部分患者肺内可残留条索状、网格状阴影和局限性肺气肿。

3. 儿童流感肺炎　流感肺炎患儿早期胸部影像学表现无特征性，与普通肺部感染无明显差异。进展期以肺实质病变为主，表现为单发或多发小斑片影，也可融合成大片实变和 GGO。重症患儿还可见到肺纹理增多伴过度充气。吸收期以肺纹理模糊、双肺透光度差、充气不均等间质改变为主。

【鉴别诊断】

1. **其他病毒性肺炎**　包括呼吸道合胞病毒肺炎、腺病毒肺炎、麻疹病毒肺炎和冠状病毒肺炎等，特别是新型冠状病毒感染的肺炎，肺部病变以 GGO 为主，GGO 内常可见细网格状阴影，类似铺路石状，称为"铺路石"征，而流感肺炎 GGO 不伴有小叶间隔增厚。

2. **支原体肺炎**　常表现为支气管血管束增粗、GGO、结节状或小斑片状气腔实变，可按或不按肺叶及肺段分布。

3. **细菌性肺炎**　常表现为大片状实变，病变可按肺小叶、肺段或肺叶分布，抗菌药物治疗有效。

4. **过敏性肺炎**　由致敏原引起，急性过敏性肺炎胸片可能正常，高分辨率 CT（HRCT）可表现为斑片状或结节状 GGO，亚急性期典型 CT 表现为弥漫性、边界不清、以小叶为中心的微小结节。慢性期则表现为弥漫性间质纤维化。

【案例分析】

男性，70 岁。发热 5 天，咳嗽，乏力，体温 38℃。实验室检查：白细胞计数 $3.5 \times 10^9/L$。流感病毒核酸检测阳性。患者胸部 X 线及 CT 表现见图 2-2-3。

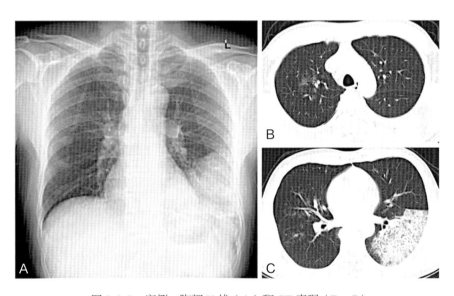

图 2-2-3　案例，胸部 X 线（A）和 CT 表现（B、C）

■影像征象：

1. 双肺多发斑片状 GGO。

2. 左肺下叶大片状肺实变。

■印象诊断：原发性流感病毒性肺炎（进展期）。

■诊断要点：

1. 老年患者，发热，伴咳嗽、乏力等呼吸道症状，血常规白细胞计数降低。

2. 流感病毒核酸检测阳性。

3. 典型影像学表现：双肺多发 GGO 及实变。

思考题

1. 流感肺炎的典型征象是什么？
2. 流感肺炎与新型冠状病毒感染的肺部病变主要鉴别点是什么？

（刘晶哲　许玉峰）

二、甲型 H1N1 流感

学习目标

1. 掌握甲型 H1N1 流感肺炎的影像学要点。
2. 熟悉甲型 H1N1 流感肺炎的影像鉴别诊断、临床表现及实验室检查。

【临床概述】

甲型 H1N1 流感［influenza A（H1N1）flu］是由甲型流感病毒引起的急性呼吸道传染病。一般症状较轻，通常表现为流感样症状，也可伴有呕吐、腹泻等消化道症状，体征主要包括咽部充血和扁桃体肿大。少数患者病情进展迅速，继发严重肺炎、急性呼吸窘迫综合征、全血细胞减少、多器官损伤等并发症，甚至导致死亡。原有基础疾病亦可加重。实验室检查无明显特异性，白细胞计数一般正常或降低。病原学检查包括病毒核酸检测、病毒分离、血清抗体检测等。

【影像诊断要点】

1. **典型表现**　无论是初期还是进展期 GGO 是最常见的表现，多合并实变，实变的位置可位于 GGO 的内部或独立存在。

2. **影像分期**

（1）初期：分布于胸膜下或支气管血管周围的类圆形 GGO（图 2-2-4A），支气管血管束增粗，小叶性实变随病情进展融合成大片。

（2）进展期：肺小叶中央肺泡腔实变，形成结节或较为广泛的 GGO，可伴有局部实变。病情继续进展，GGO 病灶可迅速相互融合、扩大，密度可增高，最终实变（图 2-2-4B）。有时 GGO 中的小叶中心结节内可见空腔，可能是由于肺局部过度通气所致。

（3）恢复期：肺内可见残留的条索影、网格样间质改变（图 2-2-4C），肺气肿或肺大疱病灶等清晰可见。

3. **其他**　可伴有少量胸腔积液及纵隔淋巴结肿大。增强扫描可见合并肺动脉栓塞等改变。

【鉴别诊断】

1. **支原体肺炎**　以间质改变为主；间质侵犯可表现为肺纹理增粗、模糊及网格状改变，进展期为局限性或广泛性片状模糊影，自肺门向外围伸展，CT 可显示网格状 GGO 或高密度影，

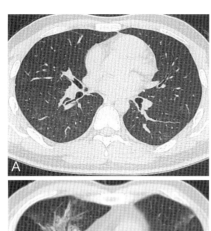
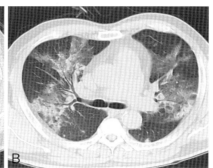
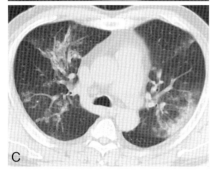

图 2-2-4　甲型 H1N1 肺炎 CT 表现
A. 初期，右肺下叶及左肺胸膜下多发小片状磨玻璃影；B. 进展期，双肺胸膜下多发片状、不规则形实变；C. 恢复期，双肺实变及线样分隔影，沿着外周支气管及血管分布。

进展期可为片状实变，其内可见有网格影。

2. **细菌性肺炎**　肺叶或肺段的实变，病变较局限，一般多为一段或以一叶病变发生，很少发生双肺或一侧肺弥漫性病变；病变进展速度相对较慢，一般抗感染治疗有效。

3. **严重急性呼吸综合征（severe acute respiratory syndrome，SARS）**　早期 CT 表现为肺内小片状影，继而发展为大片状弥漫性病变，与甲型 H1N1 流感肺炎相比，实变较少发生；SARS 治疗过程中激素的应用使肺内间质增生明显，预后可有间质纤维化。

【案例分析】

男性，30 岁。无明显诱因持续发热 1 周，胸闷、憋气，活动后加剧 4 天。实验室检查：WBC 7×10^9/L；病毒核酸检测分离出甲型 H1N1 流感病毒。患者胸部 CT 表现见图 2-2-5。

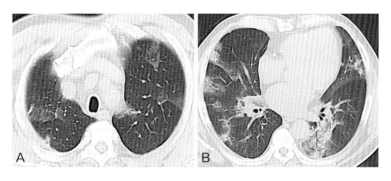

图 2-2-5　案例，CT 表现（A、B）

■ 影像征象：

1. 双肺多发散在分布的 GGO。

2. GGO 可迅速相互融合、扩大，密度增高。

■ 印象诊断：甲型 H1N1 流感病毒性肺炎（初期及进展期）。

■ 诊断要点：

1. 急性期起病，发热、胸痛、喘憋等症状，白细胞计数正常。

2. 双肺散在分布 GGO，病变相互融合、扩大，密度增高。

思考题

1. 甲型 H1N1 流感肺炎典型影像学表现是什么？

2. 出现"磨玻璃影及实变"的甲型 H1N1 流感肺炎需与什么疾病鉴别？

3. 甲型 H1N1 流感肺炎的影像分期及各期的表现是什么？

4. 病例分析 男性，40岁。因"发热、咳嗽、胸痛、喘憋2周"入院。甲型 H1N1 抗体阳性。体格检查：口唇发绀。实验室检查：WBC $8 \times 10^9/L$；PaO_2 63mmHg，$PaCO_2$ 32mmHg。患者胸部 CT 表现见图 2-2-6。

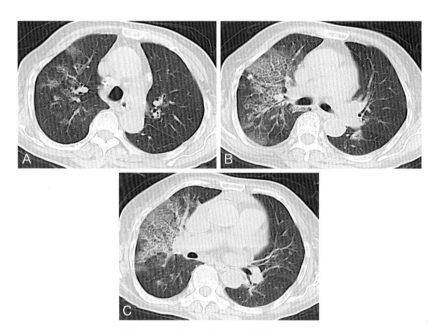

图 2-2-6 患者胸部 CT 表现（A～C）

（1）本病的影像学表现包括

    A. GGO   B. 实变

    C. 空气支气管征   D. 肺气肿

    E. "铺路石"征

（2）本病的影像诊断可能是

    A. 甲型 H1N1 流感肺炎   B. 继发性肺结核

    C. 肺泡蛋白沉积症   D. 巨细胞病毒性肺炎

E．大叶性肺炎

（3）以下影像学表现错误的是

A．甲型 H1N1 流感肺炎典型表现是多发 GGO，多合并实变，实变的位置可位于 GGO 的内部

B．巨细胞病毒性肺炎为双肺上叶为主的斑片状 GGO，小结节和网格影

C．肺水肿表现为片状实变及蜂窝影

D．大叶性肺炎典型表现为大叶性实变，可见空气支气管征

E．"树芽"征是甲型 H1N1 流感肺炎的典型表现

病例分析答案：（1）AB；（2）A；（3）BCE

（李　萍　刘丽丽）

三、人感染高致病性 H5N1 禽流感

1. 掌握人感染高致病性 H5N1 禽流感肺炎的影像诊断要点。
2. 熟悉人感染高致病性 H5N1 禽流感肺炎的临床表现、确诊依据、与其他疾病的影像鉴别要点。

【临床概述】

人感染高致病性 H5N1 禽流感肺炎是由 H5N1 禽流感病毒感染所致的病毒性肺炎，而 H5N1 禽流感病毒属于甲型流感病毒的一个亚型。大多数 H5N1 禽流感病毒倾向于结合鸟类样 a2,3- 联唾液酸受体（a2,3 SA），而不是人类样 a2,6- 联唾液酸受体（a2,6 SA）。因此，虽然人类感染 H5N1 禽流感病毒发生肺炎的发病率低，但其致病性高。H5N1 禽流感肺炎的病理特征主要为支气管树广泛出血，肺泡组织弥漫性损伤伴间质纤维化。

H5N1 禽流感肺炎多急性起病，潜伏期 2～9 天，感染的方式主要有：①接触感染的活禽传播；②呼吸道传播。临床症状依据分期不同，轻重不一，大多表现为发热、咽痛、咳嗽、头痛、肌肉酸痛，其他如腹泻等胃肠道症状少见，严重者表现为咯血，提示肺泡出血，甚至可进展为急性呼吸窘迫综合征（ARDS）。

实验室检查主要表现为血浆巨噬细胞升高和高细胞因子血症（中性粒细胞趋化因子、IL-6、IL-10、IFN-γ 等）。通过咽拭子采集上呼吸道分泌物进行逆转录 - 聚合酶链式反应（reverse transcription-polymerase chain reaction，RT-PCR）是诊断 H5N1 禽流感肺炎的金标准。神经氨酸酶（neuraminidase，NA）抑制剂奥司他韦是治疗 H5N1 感染的主要药物。

【影像诊断要点】

1. 典型表现　早期以肺间质受累为主，胸部 X 线检查可无特异表现，CT 可发现片状

GGO，具有下肺分布、多灶性、节段性分布等特点；进展期累及肺实质后可出现实变、胸腔积液等，空洞、气胸、淋巴结肿大等少见；稳定期肺实质与间质病变并存；恢复期少数患者由于肺间质病变消散不完全可残留纤维、条索灶。

2. **影像分期**

（1）早期（1~4天）：双下肺胸膜下肺间质受累，单发/多发片状GGO。

（2）进展期（10~14天）：大片、多发或弥漫GGO和实变，其内见空气支气管征，严重者可迅速进展为"白肺"，可伴胸腔积液。

（3）稳定期（15~21天）：肺实质与间质病变共存，病变开始吸收，但肺间质病变（间质水肿、纤维化等）较实质病变消散速度慢。

（4）恢复期（22~30天）：大部分患者病灶可被完全吸收，少部分患者以肺间质改变为主，表现为条索影、网格状影、小叶间隔增厚和胸膜下线等。

3. **常见征象**

（1）GGO：在胸部CT上表现为肺内密度增高影，但其内的血管影清晰可见，多见于肺内炎症、水肿、肺间质病变和肺肿瘤的早期。

（2）空气支气管征：由于实变的肺组织与含气的支气管相衬托，在实变区中可见到透亮的支气管影即空气支气管征，该征象被认为是肺泡炎性病变的有力证据。

【鉴别诊断】

1. **新型冠状病毒感染** 早期主要表现为双肺多发GGO，以肺外带及下肺野分布为主。进展期病变融合、扩大、实变，可出现"铺路石"征。胸腔积液、纵隔及双肺门淋巴结肿大少见。

2. **严重急性呼吸综合征（SARS）** 实验室检查核酸SARS病毒阳性，影像学表现为分布在双下肺外周的多灶性气腔、实变，可出现"铺路石"征及"花朵"征，病情进展较H5N1禽流感肺炎慢。

3. **细菌性肺炎** 实验室检查中性粒细胞计数增高；影像学表现为肺内实变伴空气支气管征，可伴有胸腔积液、纵隔及肺门淋巴结肿大；抗菌药物治疗有效。

4. **肺孢子菌肺炎** 双肺弥漫分布GGO、网格状影，小叶间隔增厚，肺气囊多见。

思考题

1. H5N1禽流感肺炎的影像诊断要点是什么？
2. H5N1禽流感肺炎不同分期的影像学表现是什么？

（陈翔宇）

四、人感染H7N9禽流感

学习目标

1. 掌握人感染H7N9禽流感的影像诊断要点。
2. 熟悉人感染H7N9禽流感的影像鉴别诊断、临床表现、实验室检查及确诊依据。
3. 了解人感染H7N9禽流感的研究现状与进展。

【临床概述】

人感染 H7N9 禽流感是由 H7N9 禽流感病毒引起的急性呼吸道传染病，有起病急、短期进展迅速、病死率高的特点。

人感染 H7N9 禽流感潜伏期一般为 7 天，也可长达 10 天。多数患者有明确禽类接触史，患者常出现发热、咳嗽、咳痰，可伴有头痛、肌肉酸痛、腹泻或呕吐等症状。多数患者有呼吸急促，可闻及啰音，部分患者有呼吸音粗、心率增快等。重症患者病情发展迅速，体温大多在 39℃以上，多在发病 3～7 天出现重症肺炎，常快速进展为急性呼吸窘迫综合征、感染性休克，甚至多器官功能障碍，严重者可导致死亡。

实验室检查：起病初期白细胞计数一般不高或降低，重症患者淋巴细胞、血小板计数减少。C 反应蛋白和降钙素原在病情早期可升高，其表现与其他病毒感染类似。血生化检查可有肌酸激酶、LDH、AST、ALT 升高，肌红蛋白可升高。人感染 H7N9 禽流感确诊需要进行下呼吸道分泌物或肺组织的 H7N9 禽流感病原学及相关检查。

【影像诊断要点】

1. **典型表现**　肺内大片实变或 GGO，实变可累及双肺多个肺叶，双下肺实变较双上肺多见。

2. **影像分期**

（1）初期：胸片可见肺纹理增粗，肺野正常，或出现少量片状模糊影，多累及单侧肺。CT 显示肺内边缘模糊的小团块状阴影或斑片状阴影，以 GGO 为主，单侧肺多见。

（2）进展期：X 线表现为双肺大片实变或 GGO（图 2-2-7），右肺病灶常比左肺严重，肋膈角模糊，病情严重者，可出现"白肺"。CT 显示肺部病变进展迅速，可在 1 周内迅速扩大、融合，形成大片实变和 GGO，双肺大片实变为其特征性变化，实变可累及双肺多个肺叶，以相邻肺段同时出现多见，常可见小叶间隔增厚、"铺路石"征和空气支气管征等，常合并少量胸腔积液（图 2-2-8A、图 2-2-8B、图 2-2-9A、图 2-2-9B）。

（3）恢复期：X 线示双肺斑片状病灶逐渐吸收减少，条索状、网状阴影逐渐增多。CT 显示病变于发病后 20～30 天开始吸收，吸收过程中实变范围缩小，肺复张，出现小片或大片 GGO。吸收过程中见中上肺叶病灶比下肺叶背侧、胸膜下病灶吸收得早，最后残留病灶以下肺叶背段及胸膜下多见，并逐渐出现纤维化和牵拉性支气管扩张，病灶吸收缓慢，残留网格状影或胸膜下线影、瘢痕型肺气肿等（图 2-2-8C、图 2-2-9C）。

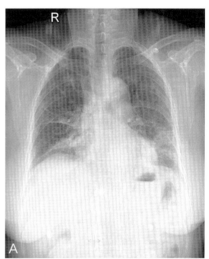

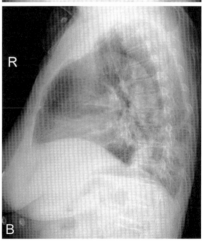

图 2-2-7　人感染 H7N9 禽流感肺炎胸部 X 线表现

发病第 10 天，胸部正位（A）、侧位（B）片示双肺可见多发实变及磨玻璃影，以双下肺野为著。

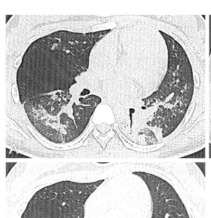
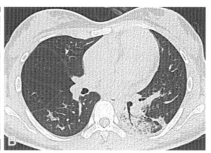
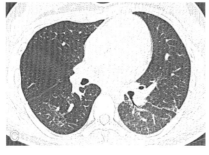

图 2-2-8 H7N9 禽流感肺炎 CT 表现
A. 进展期（发病第 9 天），双肺多发实变及少量磨玻璃影，可见空气支气管征；B. 进展期（发病第 15 天），双肺实变密度较前有所减低，部分病变吸收；C. 恢复期（发病第 50 天），双肺实变已经吸收，双肺残留少量纤维化病灶。

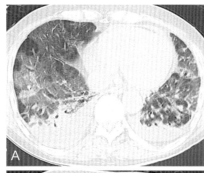
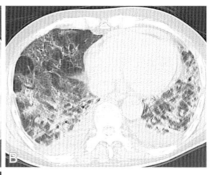
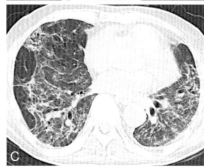

图 2-2-9 人感染 H7N9 禽流感肺炎 CT 表现
A. 进展期（发病第 17 天），双肺下叶多发磨玻璃影，局部实变，双侧胸腔积液；B. 进展期（发病第 24 天），双肺下叶多发磨玻璃影及实变增多，小叶间隔增厚，双侧胸腔积液；C. 恢复期（发病第 43 天），双肺下叶多发磨玻璃影及实变吸收，残留多发条索影，双侧胸腔积液吸收。

　　CT 较胸部 X 线检查能更好地反映肺部病变情况，有助于对患者肺部病变进展作出更客观的判断，动态观察影像学变化能更有效地指导治疗。

　　3. 常见征象

　　（1）空气支气管征：由于病变肺组织与含气的支气管相衬托，其内可见透亮的支气管影，称为空气支气管征。常见于大叶性肺炎实变期、淋巴瘤、细支气管肺泡癌等。

　　（2）小叶间隔增厚：表现为胸膜下的线状影，长 1～2cm，多垂直于胸膜面，以双肺下叶多见，若在肺的中心部位则呈多边形结构。小叶间隔增厚见于间质性肺水肿、炎性细胞浸润等。

（3）"铺路石"征：也称"碎石路"征，GGO 合并小叶内线影和 / 或小叶间隔增厚。

4. **其他** 胸腔积液；双肺胸膜下间质纤维化、蜂窝状影；瘢痕型肺气肿及肺大疱。

【鉴别诊断】

1. **人感染高致病 H5N1 禽流感肺炎** 主要表现为双肺大片状高密度影，部分对称分布，游走性明显，类似于过敏性肺炎；而人感染 H7N9 禽流感肺炎以肺实变为主，分布于双肺基底部，右肺显著，病灶相对固定。

2. **甲型 H1N1 禽流感肺炎** 大部分患者表现为上呼吸道感染症状，GGO、实变或两者混合为主要表现，常分布于双肺且多为外带胸膜下、支气管血管周围或弥漫分布。人感染 H7N9 禽流感肺炎以实变为主，通常弥漫分布在双肺，肺基底部为著。

3. **严重急性呼吸综合征（SARS）** 多表现为片状 GGO，病变进展期呈肺叶或肺段状，或呈大小不一的类圆形，病灶变化快，新旧病灶交替出现。而人感染 H7N9 禽流感肺炎病灶范围相对固定，从双肺下野逐渐向上肺蔓延，病变无反复特点，病变吸收后可残留纤维灶或少许 GGO。

【案例分析】

男性，54 岁。无明显诱因发热伴咳嗽 1 周，伴全身乏力，肌肉酸痛。实验室检查：WBC 4.47×10^9/L，NE% 76%；天冬氨酸转氨酶 49U/L，乳酸脱氢酶 463U/L，肌酸激酶 216U/L。患者有家禽接触史。患者胸部 CT 表现见图 2-2-10。

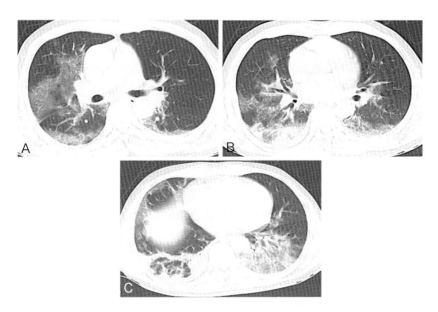

图 2-2-10 案例，CT 表现（A～C）

■ 影像征象：

1. 双肺多发斑片状 GGO 和实变。

2. 小叶间隔增厚和空气支气管征。

■ 印象诊断：人感染 H7N9 禽流感肺炎（进展期）。

■ 诊断要点：

1. 患者有禽类接触史，临床症状有发热及咳嗽、全身乏力等，WBC 4.47 × 10^9/L。
2. 典型影像学表现为肺内多发片状 GGO、实变、空气支气管征和小叶间隔增厚。

思考题

1. 人感染 H7N9 禽流感的典型影像学表现是什么？
2. 人感染 H7N9 禽流感出现“双肺大片实变或磨玻璃影”时需要与什么疾病相鉴别？
3. 人感染 H7N9 禽流感的影像分期及各期表现是什么？
4. 病例分析　男性，62 岁。因“咳嗽 1 周，发热 5 天”入院。患者有禽类接触史。实验室检查：WBC 2.49 × 10^9/L，L 0.3 × 10^9/L；丙氨酸转氨酶 119.7U/L，天冬氨酸转氨酶 142.1U/L，LDH 724U/L。患者胸部 CT 表现见图 2-2-11。

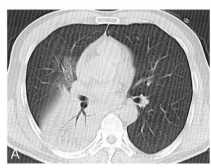

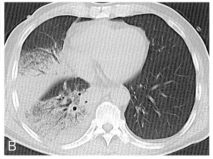

图 2-2-11　患者胸部 CT 表现（A、B）

（1）本病例的影像学表现包括

A. 磨玻璃影　　B. 实变

C. 空气支气管征　　D. 小叶间隔增厚

E. “铺路石”征

（2）本病例的影像诊断可能是

A. 巨细胞病毒性肺炎　　B. 人感染 H7N9 禽流感

C. 肺泡蛋白沉积症　　D. 肺孢子菌肺炎

E. 大叶性肺炎

（3）以下关于疾病的影像学表现描述正确的是

A. 人感染 H7N9 禽流感典型影像学表现是肺内大片实变或磨玻璃影

B. 巨细胞病毒性肺炎为双肺下叶为主斑片状磨玻璃影、小结节、网格状影及小叶间隔增厚

C. SARS 多表现为片状磨玻璃影，病变进展期呈肺叶或肺段状，或呈大小不一的类圆形，病灶变化快，新旧病灶交替出现

D. 肺水肿表现为片状实变及蜂窝影

E. “铺路石”征是肺泡蛋白沉积症的典型影像学表现

病例分析答案：（1）ABCDE；（2）B；（3）ABCE

（胡春洪）

📖 推荐阅读

[1] 陆普选. 全球首发于中国的人禽流感流行病学与临床影像学特点. 新发传染病电子杂志，2017，2
（2）：124-126.

[2] 陆普选，罗一婷，郑秋婷. 流行性感冒影像表现及最新国家诊疗方案要点. 新发传染病电子杂志，
2019，4（1）：56-61.

[3] 吴炅，孔俊沣，何泽清，等. 人感染 H7N9 禽流感病毒性肺炎的胸部 X 线与 CT 影像学表现及特
征分析. 医学影像学杂志，2019，29（5）：770-774.

[4] 杨存霞，张雨豪，李莉，等. 甲型 H1N1 流感肺炎的影像学研究进展. 医学研究与教育，2023，
40（3）：8-13.

[5] 中国研究型医院学会感染与炎症放射学专业委员会，中华医学会放射学分会传染病学组，中国科
技产业化促进会数字健康专业委员会，等. 甲型 H1N1 流感重症肺炎影像诊断中国专家共识. 中
华医学杂志，2023，103（33）：2571-2578.

[6] 中国医师协会急诊医师分会，中华医学会急诊医学分会，中国急诊专科医联体，等. 成人流行性
感冒诊疗规范急诊专家共识（2022 版）. 中华急诊医学杂志，2023，32（1）：17-31.

[7] HUI D S. Review of clinical symptoms and spectrum in humans with influenza A/H5N1 infection.
Respirology, 2008, 13(Suppl 1): S10-S13.

第三节　流行性腮腺炎

学习目标

1. 掌握流行性腮腺炎的影像诊断要点。
2. 熟悉流行性腮腺炎的临床表现、影像鉴别诊断、实验室检查、治疗及预后和相关并
发症的影像学表现。

【临床概述】

流行性腮腺炎（epidemic parotitis，EP）是由腮腺炎病毒（*mumps virus*）引起的急性、全身
性感染，好发于儿童和青少年。以腮腺肿大、疼痛为主要临床特征（偶尔也可无腮腺肿大），有
时累及其他唾液腺。

腮腺炎病毒主要通过空气飞沫传播。早期患者及隐性感染者为传染源。EP 潜伏期 8~30 天，

部分有发热、头痛、无力、食欲缺乏等前驱症状。发病 1~2 天后开始出现颧弓或耳部疼痛，唾液腺肿大，体温可达 40℃。腮腺最常受累，双侧多见，通常一侧肿大后 1~4 天累及对侧。腮腺肿大是以耳垂为中心，向前、后、下发展，使下颌骨边缘不清。2~3 天达高峰，持续 4~5 天后逐渐消退。可并发脑膜炎、睾丸炎、卵巢炎及胰腺炎。

腮腺炎病毒进入呼吸道后，在黏膜上皮细胞和淋巴结中复制，再进入血流，引起腮腺炎和脑膜炎。腮腺炎的病理特征是腮腺非化脓性炎症。病理变化包括细胞的变性、坏死和炎性细胞浸润。

实验室检查：白细胞计数和尿常规一般正常，发病早期 90% 患者血清和尿淀粉酶增高。淀粉酶增高的程度往往与腮腺肿胀程度成正比。特异性抗体一般要在病程第 2 周后方可检出。用放射免疫法测定患者唾液中腮腺炎病毒 IgM 抗体的敏感性和特异性亦很高。

EP 大多预后良好，给予一般治疗，卧床休息，注意口腔卫生，对于症状明显患者实施对症治疗及抗病毒治疗等。

【影像诊断要点】

1. **典型表现** CT 显示腮腺体积增大，密度不均匀（图 2-3-1）。增强扫描可见不均匀斑片状强化。

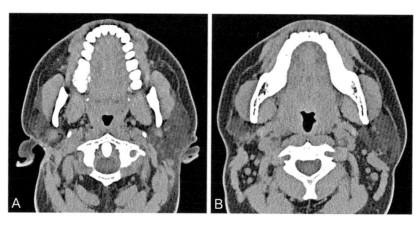

图 2-3-1 流行性腮腺炎 CT 表现
A、B. 左侧腮腺体积增大，密度不均匀。

2. **并发症**

（1）脑炎：影像学表现无特征性，轻症者 CT 和 MRI 多无异常表现。CT 表现为脑白质水肿，平扫病灶为稍低密度，灰质和白质分界不清，增强扫描病灶无强化。病灶在 T_1WI 呈低信号、T_2WI 呈高信号。病灶可位于尾状核、豆状核、内囊前肢、丘脑、中脑和小脑半球等部位。DWI 扩散受限。脑积水时可见脑室对称性扩张，不伴脑沟、脑池加宽、加深。

（2）胰腺炎：CT 表现为胰腺体积弥漫性增大，轮廓欠清。胰腺密度正常或轻度降低，均匀或不均匀。胰管轻度扩张。伴有胰腺周围或腹腔积液。增强扫描示胰腺均匀异常强化，无坏死区。MRI 表现为胰腺增大，外形不规则，边缘模糊，胰腺呈 T_1WI 低信号、T_2WI 高信号。腹腔或胰腺周围积液。胰管及胆总管扩张。

（3）睾丸炎：超声显示睾丸体积弥漫性增大，包膜完整，实质回声增粗，回声减低不均匀。CDFI 显示睾丸内血流信号丰富，构成"火海"征。炎症累及附睾时，附睾不同程度增大，回声不均匀，血流增多。伴有同侧睾丸鞘膜积液和精索静脉不同程度扩张。

（4）卵巢炎：超声显示输卵管肿大、积脓，卵巢体积增大，回声减低，边界欠清晰。CDFI 显示卵巢血流量增多，卵巢血管扩张。

【鉴别诊断】

1. **化脓性腮腺炎**　CT 表现为腮腺弥漫性肿大，腺体内可见斑点状密度减低区，腮腺轮廓完整，腮腺咬肌筋膜、皮下脂肪、咀嚼肌、翼内肌界线清楚。

2. **腮腺结核**　CT 表现为密度不均匀、边缘较模糊的结节或肿物，合并结节状钙化和腮腺周围淋巴结肿大。CT 增强扫描不均匀强化、环形强化及花边状强化有一定特征。

3. **嗜酸性淋巴肉芽肿**　CT 表现为腮腺弥漫性肿大，肿块边缘不清，无坏死，明显不均匀强化，累及皮肤及皮下脂肪层，伴有邻近颈部淋巴结肿大。

思考题

1. 流行性腮腺炎的典型影像学表现是什么？
2. 流行性腮腺炎如何与其他腮腺疾病鉴别？

（纪凤颖　张　莹）

推荐阅读

[1] 高安天，梁易，林梓桐. 腮腺造影螺旋 CT 对腮腺疾病的诊断价值探讨. 中国口腔颌面外科杂志，2023，21（2）：158-162.

[2] 潘为领，王学廷，尹冬雪，等. MSCT 对腮腺多结节病变的诊断价值. 医学影像学杂志，2019，29（2）：206-209.

[3] 凌柳英. 流行性腮腺炎的超声诊断及鉴别诊断. 世界最新医学信息文摘（连续型电子期刊），2019，29：333.

[4] DRORI A, YOSHA-ORPAZ L. Case 277: iodide mumps. Radiology, 2020, 295(2): 490-494.

第四节　麻疹

学习目标

1. 掌握急性麻疹脑炎及麻疹肺部病变的影像诊断。
2. 熟悉麻疹的临床表现、影像鉴别诊断、实验室检查、治疗及预后，以及免疫抑制性麻疹脑炎、亚急性硬化性全脑炎的影像学表现。

【临床概述】

麻疹（measles）是由麻疹病毒（*measles virus*）引起的急性呼吸系统传染病，属于我国法定乙类传染病。麻疹患者是唯一的传染源。病毒主要存在于患者的口、鼻、咽、眼结膜分泌物中。呼吸道飞沫传播是主要的传播途径。

根据麻疹的临床表现，分成典型麻疹和非典型麻疹两种类型。

（1）典型麻疹：①前驱期，表现为上呼吸道炎症及眼结膜炎所致的卡他症状。②出疹期，发热、呼吸道症状明显加重，并开始出现皮疹。③恢复期，表现为体温下降，全身症状明显减轻，皮疹消退。

（2）非典型麻疹：①轻型麻疹，症状轻。②重型麻疹，包括中毒性麻疹、休克性麻疹、出血性麻疹和疱疹性麻疹。③异型麻疹，表现为突起高热，头痛、肌痛或腹痛。皮疹为多形性，常伴四肢水肿。

实验室检查：①血清学检查，测定血清特异性 IgM 和 IgG 抗体，敏感性和特异性好，具有早期诊断价值。血清特异性 IgM 测定也是诊断麻疹的标准方法。②病原学检查包括病毒分离、病毒抗原检测及核酸检测。

感染部位数个细胞融合形成多核巨细胞，可见于皮肤、眼结膜、呼吸道和胃肠道黏膜、全身淋巴组织、网状内皮系统等处。皮疹为病毒或免疫损伤使皮肤浅表血管内皮细胞肿胀、增生、渗出，真皮淋巴细胞浸润、充血肿胀所致。麻疹为自限性疾病，主要为对症治疗，加强护理，预防并发症。无并发症的单纯麻疹预后好，重症麻疹病死率较高。

【影像诊断要点】

1. 中枢神经系统病变

（1）急性麻疹脑炎：CT 及 MRI 早期表现正常，数周后可出现脑皮质轻度萎缩。MRI 还可见脑水肿、脱髓鞘等。病灶呈点状或片状 T_1WI 低信号、T_2WI 高信号、FLAIR 高信号。DWI 上表现为扩散受限。增强扫描病灶部分强化。脊髓病灶可为局灶性或节段性，但多数为较长脊髓节段甚至为全脊髓。

（2）免疫抑制性麻疹脑炎：CT 多表现为基底节区、灰质和白质交界处的多发斑片状低密度影，增强扫描多无强化或轻度强化。晚期皮质明显萎缩或全脑萎缩。MRI 上 T_2WI 和 FLAIR 表现为多发片状高信号，边界欠清。增强扫描示少数患者脑部病灶强化，大脑两侧病灶多不对称。脊髓表现为髓内节段性带状 T_2WI 高信号，增强扫描显示轻度强化。

（3）亚急性硬化性全脑炎：CT 常无特异性。脑室旁和皮质、白质内多发斑片状低密度区，增强扫描无强化。晚期可出现全脑萎缩。MRI 上呈斑片状 T_1WI 低信号，T_2WI 高信号。病变早期由于脑组织水肿，可引起脑中线的移位，出现类似肿瘤的占位效应和对比强化。进展缓慢的亚急性硬化性全脑炎可只表现为脑萎缩。病灶在 DWI 上表现为轻度扩散受限。

2. 呼吸系统病变

麻疹的肺部病变可分为两大类，即麻疹病毒直接造成肺炎和在感染麻疹病毒的基础上并发细菌或病毒感染所致麻疹并发肺炎。

（1）典型表现：以肺间质改变为主，有网格样改变，双肺中下野及内中带多见，可有片状 GGO、结节、肺气肿及"马赛克"征。合并其他肺部感染可出现实变（图 2-4-1A）。

（2）儿童麻疹肺炎：肺纹理呈网格样改变，伴小点片状模糊阴影。右上纵隔增宽、肺野透亮度增高和肺气肿样改变亦常见。肺门影增大、增浓。并发其他肺部感染常表现为肺内片状实变和广泛的渗出性病变，可合并胸膜渗出和气胸。

（3）成人麻疹肺炎：肺纹理增多、增粗、模糊，双肺网织状阴影，沿两侧肺纹理分布的小点状、小斑片状及片状模糊影，可有结节，呈浸润性改变。双肺可有阻塞性肺气肿及阻塞性肺不张的改变。并发其他肺部感染时表现为双肺片状、斑片状模糊影，呈小叶性肺炎改变，可见支气管血管束增粗、GGO、小叶中心病变及结节，少数可出现条索状影。病灶可融合成大片状实变，可出现多肺叶炎性浸润，表现为广泛性、多形性、肺内大小不等、分布不均的大片状实变（图 2-4-1B）。并可见胸膜肥厚、少量胸腔积液，少数病例可见肺大疱形成，纵隔及皮下气肿。

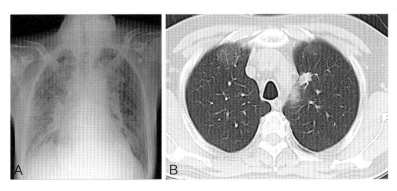

图 2-4-1　成人麻疹肺炎
A. 胸部 X 线检查示肺门增大，双肺多发大片状实变；B. CT 示双肺多发磨玻璃影及实变。

【鉴别诊断】

1. **腺病毒肺炎**　病变的肺小叶相互融合可以形成"假大叶样"表现。心力衰竭、肺水肿重症肺炎患者可引起 ARDS，尤其见于合并心肌炎的患者。

2. **ARDS**　典型征象是肺内弥漫性肺泡实变。早期胸部 X 线检查可无异常或出现小片状模糊阴影。病变进展快，由小片状阴影发展为多发片状及融合阴影，或大片实变，呈 GGO 改变。

3. **病毒性肺炎和细菌性肺炎**　前者多为沿小叶分布 GGO，多不伴有实变，而后者多为肺段或肺叶分布的实变。

【案例分析】

男性，7 个月。间断发热伴阵发性咳嗽 5 天，皮疹 3 天。实验室检查：WBC 6.55×10^9/L，CRP＜8mg/L，麻疹病毒 IgM 阳性（＋）。患者胸部 CT 表现见图 2-4-2。

- 影像特征：双肺多发大片状实变，其内见空气支气管征。
- 印象诊断：儿童麻疹肺炎。
- 诊断要点：

1. 幼儿，发热、皮疹，麻疹病毒 IgM 阳性。
2. 重症麻疹肺炎表现：肺内片状实变。

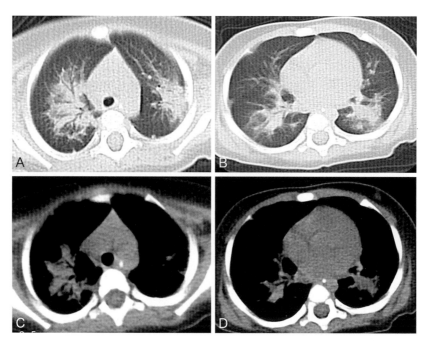

图 2-4-2 案例，CT 表现（A~D）

🔖 **思考题**

1. 麻疹肺部病变的影像学表现是什么？

2. 麻疹肺炎如何与病毒性肺炎及细菌性肺炎鉴别？

3. 病例分析 男性，2 岁。发热伴头痛、咳嗽 5 天，皮疹 1 天，有进食后呕吐。实验室检查：CRP 3.1mg/L，WBC 5.33×10^9/L。患者胸部 CT 表现见图 2-4-3。

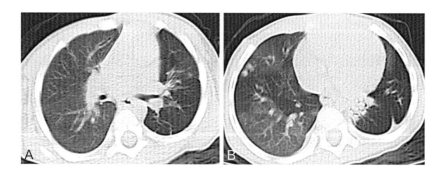

图 2-4-3 患者胸部 CT 表现（A、B）

（1）本病例的影像学表现包括

    A. 实变   B. 磨玻璃影

    C. 肺大疱   D. 肺气肿

    E. 气胸

（2）本病例的影像学诊断可能为

    A．大叶性肺炎   B．小叶性肺炎

    C．腺病毒肺炎   D．麻疹肺炎

    E．肺孢子菌肺炎

病例分析答案：（1）ABD；（2）D

（纪凤颖 张 莹）

推荐阅读

[1] 蒋燕，李代欣，谢正平．儿童麻疹肺炎胸部 X 线表现分型与血清 LDH 相关性．临床放射学杂志，2019，38（12）：2405-2409.

[2] 许东海，李晶晶，周安，等．成人与儿童麻疹肺炎的 HRCT 对照研究．医学影像学杂志，2022，32（10）：1722-1724，1730.

[3] ALBARELLO F, CRISTOFARO M, BUSI RIZZI E, et al. Pulmonary measles disease: old and new imaging tools. Radiol Med, 2018, 123(12): 935-943.

[4] HÜBSCHEN J M, GOUANDJIKA-VASILACHE I, DINA J. Measles. Lancet, 2022, 399(10325): 678-690.

第五节 水痘和带状疱疹

学习目标

1. 掌握水痘和带状疱疹感染肺炎及脑炎的影像学表现。
2. 熟悉水痘和带状疱疹感染肺炎及脑炎的影像鉴别诊断、临床表现、实验室检查及确诊依据。

【临床概述】

水痘（varicella, chickenpox）和带状疱疹（herpes zoster）是由水痘 - 带状疱疹病毒（*varicella-zoster virus*，VZV）感染引起的临床表现不同的两种疾病。水痘 - 带状疱疹病毒属于 α 疱疹病毒亚科，是带包膜的 DNA 病毒，也称为人类疱疹病毒 3 型（HHV3）。主要通过呼吸道飞沫和直接接触传播。原发性 VZV 感染多影响儿童，症状恢复后病毒可潜伏在三叉神经节和背根神经节的神经元；当免疫力低下时，VZV 被重新激活，导致带状疱疹。成人水痘症状较严重，并可引起肺炎、脑炎等相关并发症。VZV 肺炎表现为典型的广泛性多形性皮疹和呼吸道症状。呼吸困难、发热和咳嗽是最常见的症状。VZV 脑炎的发生率小于 1%，多发生于出疹后 1 周左右，预后较好，

病死率为 5% 左右。重者可遗留神经系统后遗症。VZV 肺炎的组织学特征是弥漫性肺泡损伤。VZV 直接侵犯颅内引起脑组织损害，造成颅内不同管径血管的炎性反应。

实验室检查，通过聚合酶链式反应（polymerase chain reaction，PCR）检测囊泡液、唾液或脑脊液中是否含有 VZV DNA，也可采用荧光免疫法进行快速测试。还可以检查 VZV 的 IgM 和 IgG，用于评估未接种疫苗人群对水痘的免疫力或敏感性。

对具有传染性的水痘患者或水痘的易感人群，使用抗病毒药物（如阿昔洛韦）或免疫球蛋白进行抗病毒治疗或暴露后预防。

【影像诊断要点】

1. 典型表现

（1）肺部：VZV 引起的肺炎主要表现为双肺弥漫分布的 1~10mm 结节，以双肺近胸膜下多见（图 2-5-1），结节边缘伴"晕"征。

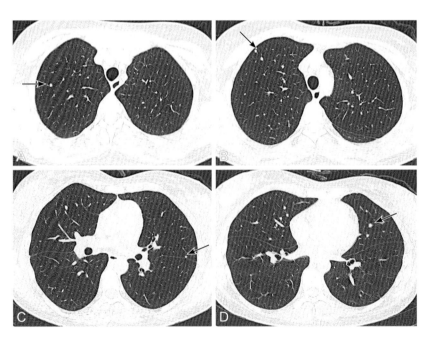

图 2-5-1 原发性水痘肺炎 CT 表现
A~D. 双肺散在多发小结节，部分结节边界不清（箭）。

（2）脑部：VZV 感染最常引起脑膜脑炎，其典型表现是缺血性梗死和动脉狭窄的血管病变。表现为多灶缺血性和出血性梗死低密度影，多见于皮质及皮质下白质、深部核团及脑干，增强扫描病变呈脑回样强化；伴有广泛小脑水肿和高信号。

2. 常见征象
VZV 感染常引起血管病，可累及大动脉和小动脉，最常见的是大小动脉均累及。累及大动脉时 MRI 可表现为单一的、大的缺血性病变和动脉狭窄，常位于大脑中动脉的 M_1 段和颈动脉的末端，T_1WI 呈低信号，T_2WI 呈高信号，急性期在 DWI 上表现为扩散受限，呈高信号，ADC 值降低。增强扫描呈脑回样强化。累及小动脉时 MRI 显示灰质和白质交界处和深部的多灶、双侧小缺血性梗死，没有动脉狭窄。

3. 其他 病情较重者可出现肺实变或合并肺出血，肺门淋巴结肿大，胸腔积液。极少数情况下，VZV 血管病变也可以表现为蛛网膜下腔出血和脑出血；少数患者可侵犯脊髓，表现为相应节段脊髓增粗和 / 或其内不规则 T_1WI 低信号、T_2WI 高信号，增强扫描部分强化或轻度不规则小斑片状异常强化。

【鉴别诊断】

1. 原发性水痘肺炎（primary varicella pneumonia，PVP）多为皮疹出现后 2 ~ 6 天出现肺部征象，以散在分布结节伴"晕"征为特征性表现；需与急性血行播散性肺结核、肺曲霉菌感染等肺部疾病鉴别。

（1）急性血行播散性肺结核：多表现为双肺直径 2 ~ 3mm 的粟粒结节，其密度、大小、分布呈"三均匀"的典型征象，以中上肺分布为主。

（2）肺曲霉菌病：多发生在有基础疾病的患者或免疫缺陷及免疫力严重低下的人群，以肺内结节或肿块伴"晕"征、渗出性病变伴空洞、曲菌球及"空气新月"征为主。

2. VZV 脑炎主要与其他病毒性脑炎鉴别，鉴别要点主要是脑脊液检查。

（1）Ⅰ型单纯疱疹病毒脑炎：典型征象为一侧或双侧不对称性颞叶、额叶、岛叶片状异常密度或信号，多伴出血，DWI 扩散受限，ADC 值下降。

（2）风疹病毒感染脑炎：风疹病毒感染属于先天性中枢神经系统感染，多发生于妊娠期。CT 典型表现为在大脑白质中广泛分布的多发性低密度区域，常伴脑室旁钙化和囊变。

【案例分析】

女性，47 岁。全身皮肤出现皮疹，发热 2 天。既往有类风湿关节炎病史 6 年，目前正接受抗风湿治疗。全身皮肤可见散在红色斑丘疹，以头面部、胸腹部较多，四肢稀少，为绿豆大小红色斑丘疹，周围有红晕，大部分皮疹中央有水疱，少量皮疹中央水疱破溃结痂开始愈合。患者胸部 CT 表现见图 2-5-2。

■ 影像征象：双肺多发实性、混合密度结节影，边缘模糊。
■ 印象诊断：原发性水痘肺炎。
■ 诊断要点：

1. 中年女性，急性起病，临床表现为发热，皮疹。

2. 原发性水痘肺炎典型影像学表现为肺内多发实性、混合密度结节，大多数边界不清，部

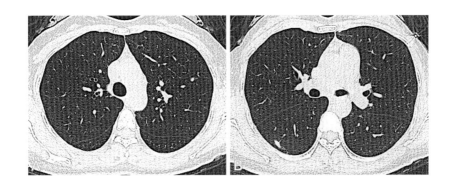

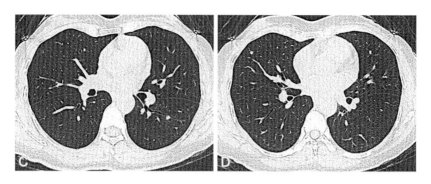

图 2-5-2 案例，CT 表现（A～D）

分结节伴"晕"征。

🗨 思考题

1. VZV 肺炎的主要影像学表现是什么？

2. VZV 脑炎的主要影像学表现是什么？

3. 病例分析 女性，30 岁。因"咽痛 6 天，发热 5 天，疱疹 4 天"入院。患者 10 天前在幼儿园感染水痘。体格检查：头皮、颜面部、前胸、后背、腹股沟区等躯干部可见散在红色斑疹、丘疹及结痂，大小 3～5mm，有瘙痒感。实验室检查：淋巴细胞计数增加，降钙素原轻度升高，超敏 C 反应蛋白轻度升高。患者胸部 CT 表现见图 2-5-3。

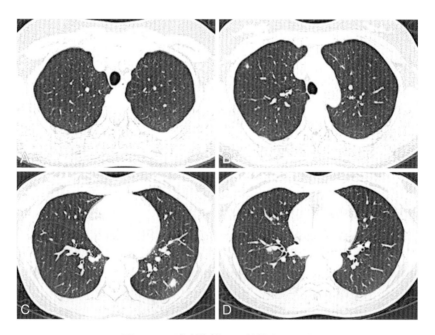

图 2-5-3 患者胸部 CT 表现（A～D）

（1）本病例的主要影像学表现是

    A. 磨玻璃影   B. 双肺多发结节

    C. 斑片状密度增高影   D. 小叶间隔增厚

E. 双肺实变

（2）本病例的影像诊断可能是

A. 巨细胞病毒性肺炎
B. 麻疹合并肺炎

C. 原发性水痘肺炎
D. 人类偏肺病毒性肺感染

E. 流感肺炎

病例分析答案：（1）B；（2）C

（刘　军）

推荐阅读

[1] 刘占辉，任庆云，李若旭，等. 成人非重症水痘病毒性肺炎薄层 CT 表现. 中国医学影像技术，2020，36（8）：1262-1264.

[2] DUKE J D, SAGAR A S. Varicella pneumonia. QJM, 2018, 111(11): 827.

[3] GUNDAMRAJ V, HASBUN R. Viral meningitis and encephalitis: an update. Curr Opin Infect Dis, 2023, 36(3): 177-185.

[4] OLIVEIRA M, BRAGA S, FERNANDES F, et al. Secondary organizing pneumonia after Varicella-Zoster virus infection: a rare association. Pulmonology, 2021, 27(2): 180-182.

第六节　巨细胞病毒感染

学习目标

1. 掌握巨细胞病毒感染的影像诊断要点。
2. 熟悉巨细胞病毒感染的临床表现、实验室检查及确诊依据、与其他疾病影像学表现的鉴别要点。

【临床概述】

巨细胞病毒（*cytomegalovirus*，CMV）感染是最常见的围产期病毒感染，同时也是非遗传性感音神经性耳聋最常见的原因。CMV 感染包括先天性 CMV 感染和获得性 CMV 感染。CMV 被认为是一种机会性病原体，可表现出广泛的嗜组织性。在 CMV 感染患者中可以出现各种临床症状，其中以颅内感染、肺炎、肝炎、小肠结肠炎和视网膜炎为最常见的病变。本节重点介绍儿科常见的先天性 CMV 颅内感染、CMV 肺炎和 CMV 肝炎。CMV 感染的病理特征是出现病毒包涵体。

在先天性 CMV 颅内感染的患者中，绝大多数没有临床症状，而有症状的患者可能出现永久性后遗症，其中以感音神经性耳聋最为常见，其次是认知障碍、视网膜炎和脑瘫。在 CMV 肺炎患者中，免疫功能正常者大多为自限性，免疫功能缺陷者 CMV 肺炎的发病率高，病死率高。CMV 肺炎的临床症状无特异性，包括干咳、呼吸困难和发热。在 CMV 肝炎中，婴幼儿通常表现为黄疸、肝脾肿大、肝功能异常，另外 CMV 感染也可引起肝内胆汁淤积及肝内外胆道闭锁。在一些年长儿中 CMV 肝炎的临床表现与常见的病毒性肝炎类似，患儿会出现乏力、恶心、呕吐及食欲减退等表现。CMV 存在于人体几乎所有的体液中。通过病毒培养或聚合酶链式反应检测尿液、血液或唾液中的病毒是确诊本病的方法。更昔洛韦、伐昔洛韦、膦甲酸钠、西多福韦和 CMV 免疫球蛋白可有效治疗或预防 CMV 感染的患者，但需要密切监测药品的相关毒性。

【影像诊断要点】

1. 典型表现

（1）先天性 CMV 颅内感染：脑室周围区域的粗大钙化、脑室扩大、无脑回、巨脑回、弥漫性或局灶性多小脑回及髓鞘形成延迟等改变。

（2）CMV 肺炎：胸片呈弥漫性间质改变，病灶边缘模糊，整个肺野透亮度下降，呈 GGO 改变（图 2-6-1A）。CT 扫描显示双肺多发、片状或弥漫分布 GGO，边界不清，常见小结节影（图 2-6-1B）。

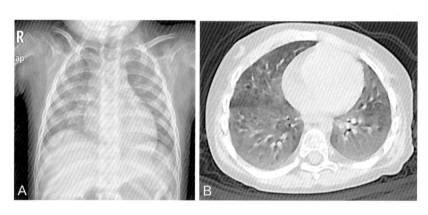

图 2-6-1　CMV 肺炎
A. 胸片示双肺纹理模糊，呈磨玻璃影改变；B. CT 示双肺弥漫分布磨玻璃影，伴小结节影。

（3）CMV 肝炎：肝脾肿大（图 2-6-2）。

2. 常见征象

（1）先天性 CMV 颅内感染

1）颅内钙化：是先天性 CMV 感染最常见的影像学表现，发生在 34% ~ 70% 的患者。CT 对钙化的显示和定位高度敏感。在先天性 CMV 颅内感染患者中，最常见的是粗大的脑室周围钙化。而基底节和脑实质等部位最常出现点状钙化，这一特征有助于区分先天性 CMV 颅内感染引起的基底节钙化和其他原因造成的钙化。

2）迁移异常：先天性 CMV 颅内感染患者存在多种

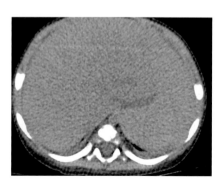

图 2-6-2　CMV 肝炎 CT 表现
显示肝脾肿大。

移行异常，这种异常可出现在多达 10% 的患者中。无脑回、巨脑回、弥漫性或局灶性多小脑回是最常见的移行异常。脑裂畸形和皮质发育不良比较罕见。

3）白质疾病：白质异常在先天性 CMV 颅内感染的患者中很常见，高达 22% 的患者会发生白质异常。在 CT 上，白质病变可表现为低密度区；然而，在描述病变范围方面，MRI 比 CT 更敏感。在 T_2WI 上，白质病变表现为相对于周围正常髓鞘白质的高信号区域。在小于 6 ~ 8 个月的婴儿中，T_2WI 很难区分白质信号异常增强和早期的正常髓鞘。因此，在该年龄段婴儿中，需要同时获得 T_1WI 和 T_2WI 图像来提高白质异常的检出率。髓鞘形成延迟是先天性 CMV 颅内感染患者脑白质疾病的一种表现，但不具有特异性。先天性 CMV 颅内感染中髓鞘形成延迟比全身性髓鞘形成延迟或减少更为常见。

4）脑室周围囊肿：在 CT、MRI 检查中可表现为脑室附近的囊性区域。脑室周围囊肿最常发生在靠近前颞叶区，并且发生在该部位的脑室周围囊肿通常与白质异常相关。

5）脑萎缩：是先天性 CMV 颅内感染的另一个常见表现。可表现为小头畸形、脑室增大、大脑或小脑的脑容量减小。脑萎缩在一定程度上取决于胎儿 CMV 颅内感染发生的时间。早期感染会导致神经元和神经胶质细胞体积减小和脑实质萎缩。先天性 CMV 颅内感染的患者中有多达 27% 会发生小头畸形，其与感染时的胎龄无关。

6）脑室扩大：脑室扩大是继颅内钙化之后，先天性 CMV 颅内感染的第二大常见表现，通常与脑容量减小有关。脑室增大在 CT 和 MRI 上很容易显示。多达 45% 的先天性 CMV 颅内感染患者会出现中度或重度脑室扩大。

7）脑室粘连：脑室分隔也可在先天性 CMV 颅内感染患者中出现。脑室分隔或粘连可在 MRI、CT 上显示，表现为横跨脑室的薄层组织。脑室分隔是一种非特异性发现，可存在于无 CMV 感染、有脑室出血或脑室炎病史的患者。

8）豆状核纹状体血管病：多达 27% 的 CMV 感染患者会发生豆状核纹状体血管病。在颅脑超声中表现为基底节区和丘脑内呈单侧或双侧曲线状回声条纹。豆状核纹状体血管病可能代表豆状核纹状体血管矿化病变。

另外，胎儿感染的时间会影响先天性 CMV 颅内感染的影像学表现。由于神经元在妊娠 8 ~ 20 周形成，因此早期 CMV 感染会造成神经元和胶质细胞的丢失。早期感染 CMV 的婴儿的临床后遗症往往比感染较晚的婴儿更严重。感染时间主要包括妊娠中期早期（18 周前），妊娠中期后期（18 ~ 24 周），妊娠晚期（26 周后）三个阶段。

（2）获得性 CMV 颅内感染

1）脑膜脑炎：CMV 相关性脑膜脑炎的影像学表现缺乏特异性，与其他病毒引起的脑膜脑炎相似。在一些患者中，影像学表现可以正常。其异常影像学表现为 T_1WI 上皮质和皮质下低信号区，而 T_2WI 上则呈高信号区。该病变最易累及额叶和顶叶。

2）脑室脑炎：影像学表现包括脑室周围强化和脑膜脑炎。在多达 37% 的患者中，CT 表现可正常，或出现异常脑容量减少（可能与伴随的 HIV 相关脑病有关）、脑室扩大或脑室周围强化。MRI 表现包括 T_1WI 脑室周围白质信号降低，T_2WI 脑室周围白质信号增强。然而，当异常信号与液体信号相似时，T_2WI 上所见的脑室周围高信号可被邻近的脑脊液掩盖；FLAIR 序列上可以发现脑室周围更加明显的高信号。

3）脑占位灶：是中枢神经系统 CMV 感染不常见的影像学表现。它可为单发强化病灶也可为多发环形强化病灶。脑占位灶需要与脓肿、中枢神经系统淋巴瘤或其他肿瘤进行鉴别。

（3）CMV 肺炎

1）GGO：双肺多发、片状或弥漫分布，边界不清，双下肺较明显。

2）结节：多发性小结节，边缘光滑或不规则，多位于双肺下肺野。

3）气腔样实变：下肺多见，范围大小不等，多呈小叶或亚段分布，也可呈肺段分布，其内见空气支气管征。

4）其他：小叶间隔增厚、胸腔积液、胸膜增厚等，一般无肺门及纵隔淋巴结肿大。

【鉴别诊断】

先天性 CMV 颅内感染需要与先天性弓形虫病、脑结核病、结节性硬化及甲状旁腺功能减退等疾病引起的颅内钙化进行鉴别。当患者具有明显的皮肤病变时，应注意与细菌性败血症和胎儿红细胞增多症进行鉴别。CMV 肺炎需要与细菌性肺炎、耶氏肺孢子菌肺炎、非特异性间质性肺炎等进行鉴别。CMV 肝炎需要与传染性单核细胞增多症、单纯疱疹病毒性肝炎及其他病毒性肝炎进行鉴别诊断，临床上主要通过病毒包涵体、嗜异性凝集试验等实验室检查进行鉴别。

1. **先天性弓形虫病**　感染引起的钙化常靠外围，可散在分布于脑实质中。

2. **脑结核病**　早期多为中线干酪样坏死区出现斑点状钙化，增强扫描时周围呈环形强化。

3. **结节性硬化**　可出现沿侧脑室边缘对称性排列的钙化结节。

4. **甲状旁腺功能减退**　钙化多位于基底节区，呈双侧对称性。

5. **细菌性肺炎**　多表现为大片状实变，一般抗感染治疗有效。

6. **耶氏肺孢子菌肺炎**　双肺浸润性病变呈对称性分布，GGO、网织结节影、"铺路石"征、小叶间隔增厚和支气管"双轨"征常见。

7. **非特异性间质性肺炎**　GGO 为主，病变较少位于肺外周区，极少累及上肺。

思考题

病例分析　男性，3 岁 5 个月。肝移植术后合并联合免疫缺陷病，因输注供体淋巴细胞入院。实验室检查：anti-CMV-IgG（＋），anti-CMV-IgM（＋）。患者头颅 CT 平扫表现见图 2-6-3。

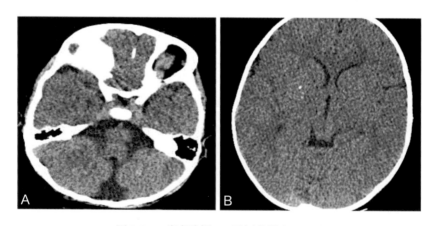

图 2-6-3　患者头颅 CT 平扫表现（A、B）

（1）本病例的影像学表现为

  A. 脑室扩大

  B. 脑室粘连

  C. 脑萎缩

  D. 脑室周围囊肿

  E. 两侧小脑半球及右侧基底节多发点状钙化

（2）本病例的影像诊断可能是

  A. 巨细胞病毒感染

  B. TORCH 综合征

  C. 甲状旁腺功能减退

  D. 结节性硬化

  E. 脑结核病

（3）以下疾病的影像学表现错误的是

  A. 甲状旁腺功能减退钙化多位于基底节区，呈双侧对称性

  B. 脑结核病早期多为中线干酪样坏死区斑点状钙化，增强扫描时周围呈环状强化

  C. 弓形虫感染引起的钙化常靠外围，可散在分布于脑实质中

  D. 结节性硬化可出现沿侧脑室边缘对称性排列的钙化结节

  E. 巨细胞病毒感染钙化最多发生脑室脉络丛

病例分析答案：（1）E；（2）A；（3）E

（董素贞）

推荐阅读

[1] 程敏，洪楠. 造血干细胞移植后巨细胞病毒肺炎的高分辨 CT 特征与预后的相关性. 中国医学影像学杂志，2018，26（9）：664-668.

[2] DI MASCIO D, RIZZO G, KHALIL A, et al. Role of fetal magnetic resonance imaging in fetuses with congenital cytomegalovirus infection: multicenter study. Ultrasound Obstet Gynecol, 2023, 61(1): 67-73.

[3] DIOGO M C, GLATTER S, BINDER J, et al. The MRI spectrum of congenital cytomegalovirus infection. Prenat Diagn, 2020, 40(1): 110-124.

[4] REUTER S, LEMMERMANN N A W, MAXEINER J, et al. Coincident airway exposure to low-potency allergen and cytomegalovirus sensitizes for allergic airway disease by viral activation of migratory dendritic cells. PLoS Pathog, 2019, 15(3): e1007595.

第七节　肠道病毒感染

一、脊髓灰质炎

学习目标

1. 掌握脊髓灰质炎的影像诊断要点。
2. 熟悉脊髓灰质炎的影像鉴别诊断、临床表现。
3. 了解脊髓灰质炎的实验室检查、确诊依据。

【临床概述】

脊髓灰质炎（poliomyelitis）是由脊髓灰质炎病毒引起的高度传染性疾病，通过粪 - 口传播，主要影响 1~6 岁儿童。脊髓灰质炎病毒属于小核糖核酸病毒科的肠道病毒，分为Ⅰ、Ⅱ、Ⅲ型三个血清型，具有嗜神经性，主要侵犯中枢神经系统的运动神经细胞，以脊髓前角运动神经元损害为主。

患者主要表现为典型的流感症状，严重时肢体疼痛，发生分布不规则、轻重不等的弛缓性瘫痪。根据临床表现的轻重程度，可将患者分为无症状型、顿挫型、无瘫痪型及瘫痪型。无症状型患者可占全部感染者的 90% 以上。瘫痪型患者根据病变的部位可分为四种类型，包括脊髓型、延髓型、脑型和混合型，其中脊髓型最常见。瘫痪型患者根据病程可分为前驱期、瘫痪前期、瘫痪期、恢复期和后遗症期。

病毒分离及血清抗体检测对诊断本病具有重要意义。第 1~2 周血及脑脊液中的 IgM 抗体即可阳性，4 周内阳性率达 95%。双份血清特异性抗体 IgG 滴度达 4 倍及以上，对脊髓灰质炎诊断的阳性率及特异性均较高。

【影像诊断要点】

1. **典型表现**　MRI 轴位示双侧脊髓前角区 T_2WI 信号增高，矢状位示沿脊髓前部连续分布的带状高信号，可强化也可不强化。
2. **病理与影像**　病理学上，脊髓灰质炎的急性期表现为脊髓充血和水肿，后期出现脊髓前角空化和萎缩。文献描述儿童延髓性脊髓灰质炎慢性期的 MRI 表现，表明 T_2WI 上的高信号区域与中脑和延髓的病理切片中的坏死区域之间存在确切的相关性。
3. **后遗表现**　主要表现为受累节段神经支配的肌肉萎缩、骨骼发育异常及关节畸形。

【鉴别诊断】

1. **视神经脊髓炎**　脊髓病变表现为完全横贯性脊髓炎，少数患者表现为非对称性。MRI 示脊髓呈纵向损害，范围广泛，常累及 2 个以上脊髓节段。此外，视神经脊髓炎颅内病灶表现为围绕脑室系统的室管膜旁病灶，包括丘脑、下丘脑、中脑的前缘、脑干背侧等。

2. **脊髓炎急性联合变性**　病变主要位于脊髓后索和锥体束，常累及下颈段脊髓和上胸段脊髓。

3. **多发性硬化**　脊髓病变常位于脊髓周围区域的侧柱和后柱，中央灰质不受累，多位于颈髓及胸髓。此外，多发性硬化颅内病变位于侧脑室周围、近皮质或皮质内。

思考题

脊髓灰质炎典型影像学表现是什么？

（刘　强）

二、柯萨奇病毒感染

学习目标

1. 掌握柯萨奇病毒感染的影像诊断要点。
2. 熟悉柯萨奇病毒感染的影像鉴别诊断、临床表现。
3. 了解柯萨奇病毒感染的确诊依据。

【临床概述】

柯萨奇病毒（*Coxsackie virus*）主要经呼吸道及消化道传播，人是其唯一宿主，可通过直接接触传播或间接接触被病毒污染的物品传播。柯萨奇病毒可以分为 A 组（24 个血清型）和 B 组（6 个血清型），A 组病毒儿童感染多见。病毒分离是实验室检查诊断柯萨奇病毒感染的金标准，血清补体结合试验、中和抗体检测及酶联免疫吸附试验有助于诊断。

柯萨奇病毒感染半数以上患者可无症状，有症状者以发热、咳嗽等急性上呼吸道症状为主，多症状较轻，病程自限，少数婴幼儿、免疫力低下的成人可出现多器官受累，病情危重，预后较差。常引起无菌性脑膜炎、脑炎、急性弛缓性麻痹、急性病毒性心肌炎和心包炎、呼吸道感染、疱疹性咽峡炎、手足口病、婴儿腹泻等。柯萨奇病毒 B 组感染引起特征性传染性胸肋痛。

【影像诊断要点】

1. **无菌性脑膜脑炎**　除脊髓灰质炎病毒外，其余肠道病毒多引起无菌性脑膜炎，直接侵犯脑实质引起脑炎很少见。MRI 表现为脑回样 T_2WI 高信号，部分病变有强化。

2. **急性弛缓性麻痹**　临床表现与脊髓灰质炎相似，病变特异性累及脊髓前角、前根，MRI 表现为脊髓前角 T_2WI 高信号。

3. **急性病毒性心肌炎**　心肌肥厚、水肿，T_2WI 呈略高信号，心室壁运动降低或节段性运动异常。

【鉴别诊断】

1. **水痘 - 带状疱疹病毒脑炎**　好发于皮质、灰质和白质交界区和深部灰质，表现为相应区

域 T_2WI 高信号。可引起不同管径血管的炎性改变，导致对应供血区缺血或出血性改变。

2. 流行性乙型病毒性脑炎　病变广泛累及中枢神经系统，以丘脑、中脑及中线区（顶叶、额叶、海马）结构受侵为著，较少累及颞叶前回及岛叶。

3. EB 病毒脑炎　主要累及双侧基底节纹状体、丘脑、皮质、白质、脑干及胼胝体压部亦可受累，但较少见。

思考题

柯萨奇病毒感染引起的脑膜脑炎应与哪些疾病进行鉴别？

（刘　强）

三、手足口病

学习目标

1. 掌握手足口病的影像诊断要点。
2. 熟悉手足口病的影像鉴别诊断、临床表现。
3. 了解手足口病的诊断要点。

【临床概述】

手足口病（hand foot mouth disease，HFMD）由柯萨奇病毒 A 组（*Coxsackie virus group A type 16*，CVA16）和肠道病毒 71 型（*Enterovirus 71*，EV71）引起的发疹性传染病，主要通过消化道、呼吸道和密切接触传播，多见于儿童，夏秋季节发病较多，病毒对环境抵抗力较强，传染性强，易引起暴发或流行，按我国法定丙类传染病管理。多数患者症状轻微，可以自愈，以发热和手足口部的斑丘疹、疱疹为主要表现。部分重症患者合并无菌性脑膜炎、脑炎、神经源性肺水肿、肺炎、心肌炎等并发症，少数危重患者病情进展快，最终死亡。本病尚无有效治疗药物，临床以对症治疗为主。

重症患者可表现为白细胞计数明显升高或降低，C 反应蛋白一般不高。病毒分离培养是病原学诊断的金标准。聚合酶链式反应技术可以鉴定病毒的基因型或亚型，是目前常用的诊断方法之一。血清或脑脊液病毒抗体检测对诊断有重要意义。

【影像诊断要点】

1. 肺炎　手足口病合并肺炎时可表现为多种类型。

（1）单纯间质型：双肺网格状、线样高密度影。

（2）单纯局限型：肺段或肺叶局限性高密度影。

（3）局限 - 广泛型：病变分布在多个肺叶，影像学表现与单纯局限型类似。

（4）间质 - 实质型：斑片状高密度影与线样、网格状高密度影同时存在。

（5）肺水肿型：以肺门为中心对称分布的蝶翼状 GGO。

2. 中枢神经系统改变　EV71 具有高度嗜神经性，常累及中枢神经系统，引起神经系统综合征，表现为以脑干脊髓灰质损害为主，脑桥后部、延髓的两侧或后部和脑桥 - 延髓的连接处点片状 T_2WI 高信号（图 2-7-1）。无菌性脑膜炎的 MRI 表现为非特异性，可表现为硬膜下积液、脑膜强化和脑积水等间接征象。典型的 MRI 表现为脊髓前部线样 T_2WI 高信号。急性弛缓性麻痹患者在 T_2WI 上表现为脊髓中对称的、界限分明的高信号病变，增强 T_1WI 显示脊髓腹角和神经根明显增强。

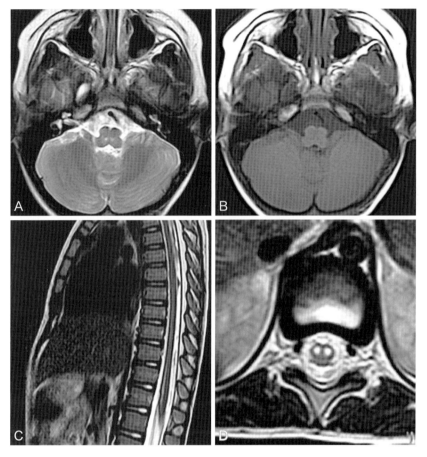

图 2-7-1 EV71 病毒手足口病并发脑干脑炎、脊髓炎 MRI 表现

轴位 T_2WI（A）示延髓后部对称点状高信号，T_1WI（B）呈低信号；矢状位 T_2WI（C）示脊髓前部线样高信号；轴位 T_2WI（D）示脊髓内对称点状高信号。

【鉴别诊断】

1. **其他病毒感染所致的脑炎或脑膜脑炎** 西尼罗河病毒脑炎内侧颞叶、中脑常先受累，皮质、白质、丘脑等处的病灶出现较晚，MRI 表现为相应受累部位 T_2WI 高信号。

2. **单纯疱疹病毒 1 型脑炎** 成人多见，累及颞叶内侧面、额叶眶面及扣带回、岛叶，基底节区通常豁免，形成"刀切"征。

思考题

1. 手足口病合并神经源性水肿的影像学表现是什么？

2. 手足口病并发中枢神经系统症状的影像学表现是什么?

(刘　强)

📖 推荐阅读

[1] KOELLER K K, SHIH R Y. Viral and prion infections of the central nervous system: radiologic-pathologic correlation: from the radiologic pathology archives. Radiographics, 2017, 37(1): 199-233.

[2] LI H, SU L, ZHANG T, et al. MRI reveals segmental distribution of enterovirus lesions in the central nervous system: a probable clinical evidence of retrograde axonal transport of EV-A71. J Neurovirol, 2019, 25(3): 354-362.

[3] LIANG L, CHENG Y, LI Y, et al. Long-term neurodevelopment outcomes of hand, foot and mouth disease inpatients infected with EV-A71 or CV-A16, a retrospective cohort study. Emerg Microbes Infect, 2021, 10(1): 545-554.

[4] LIU K, ZHOU Y, CUI S, et al. Clinical value of dorsal medulla oblongata involvement detected with conventional magnetic resonance imaging for prediction of outcome in children with Enterovirus 71-related brainstem encephalitis. Pediatr Infect Dis J, 2019, 38(2): 99-103.

[5] ZENG H, HUANG W, WEN F, et al. MRI signal intensity differentiation of brainstem encephalitis induced by Enterovirus 71: a classification approach for acute and convalescence stages. Biomed Eng Online, 2016, 15: 25.

第八节　流行性乙型脑炎

学习目标

1. 掌握流行性乙型脑炎的影像诊断要点和鉴别诊断。
2. 熟悉流行性乙型脑炎的临床表现。

【临床概述】

流行性乙型脑炎(epidemic encephalitis type B)简称"乙脑",是由乙型脑炎病毒感染引起的急性中枢神经系统疾病。乙型脑炎病毒作为一种嗜神经病毒,可以通过血-脑脊液屏障,引起颅内急性炎症。

乙脑急性起病,起病时症状可轻微甚至没有症状。患者通常经历初期、极期、恢复期和后遗症期四个临床阶段。临床以高热、意识障碍、惊厥、脑膜刺激征为主要表现。严重者可伴有呼吸衰竭,并有不同程度的后遗症。乙脑病死率为25%~30%,约50%的患者伴有永久性神经精神后遗症,如复发性癫痫发作、瘫痪和认知障碍等。

乙脑脑组织病变范围广,整个中枢神经系统灰质均可受累,以大脑皮质、基底核、视丘脑病变最重，脊髓最轻。病理改变包括软脑膜充血、水肿、出血，脑沟变浅、脑回增粗。切面见大脑（顶叶、额叶、海马回）皮质深层、基底核、视丘等部位粟粒大小半透明软化灶，或单个散在，或聚集成群、融合、软化，以顶叶和丘脑为著。

【影像诊断要点】

1. 典型表现 病变主要累及脑灰质，最常见累及的部位是丘脑，其次是基底节区、额叶和颞叶。脑干及其他脑叶也可见病变。

2. 影像分期

（1）初期：大部分患者可无阳性表现。

1）CT：部分病例可见斑块状稍低密度病灶，边界模糊。可伴有脑肿胀和轻度脑积水。

2）MRI：T_1WI 呈等或低信号，T_2WI 呈高信号（病理变化轻微时，T_1WI 或 T_2WI 均难以显示病灶）；DWI 上早期由于细胞毒性水肿而表现为高信号；T_2-FLAIR 主要显示病灶中的结合水成分，无论病灶是细胞毒性水肿还是血管源性水肿，T_2-FLAIR 均呈高信号。少数病灶可合并出血，可能与血管内皮损伤有关，多表现为点状或小片状混杂信号。

（2）极期

1）CT：平扫典型表现为丘脑、基底节区、大脑半球单发或多发片状低密度病灶，边界清楚或模糊，占位效应明显。增强扫描时病灶未见强化，同时可见脑水肿和／或脑积水。部分患者可能出现少量出血，表现为脑实质的条片状或斑片状阴影。

2）MRI：T_1WI 呈低信号，T_2WI 呈高信号，DWI 及 T_2-FLAIR 均呈高信号。

（3）恢复期

1）CT：病变边界逐渐清晰，脑水肿逐渐消退，预后较好的患者在 CT 上可完全没有异常，预后较差的患者脑软化灶形成，并可出现脑萎缩。

2）MRI：病变表现为 T_1WI 稍低或等信号及 T_2WI 高信号；由于该期以血管源性水肿为主，DWI 多呈等或低信号，FLAIR 呈高信号。FLAIR 序列有利于发现靠近脑表面、脑沟处的病灶，但在病变早期细胞毒性水肿病灶检出中 FLAIR 序列不如 DWI 敏感。

总之，DWI 在早期病毒性脑炎出现神经系统症状数小时后就能检测到病灶，FLAIR 序列有利于乙脑恢复期和后遗症期观察。

3. 其他表现 ^{1}H-MRS 能敏感地检测儿童乙脑患者脑内代谢物水平，且可定量评价流行性乙脑患儿脑内常见代谢物的变化。相对于同龄健康小儿，乙脑患儿 ^{1}H-MRS 多表现为 NAA 浓度不同程度下降，Cho 峰保持稳定，Cr 峰可有降低，Lac 明显升高，少数可见 MI 峰。需注意的是 NAA 明显下降病灶可能出现后遗症，提示应早期进行康复干预治疗；而 NAA 峰值轻微下降，提示病情较轻，可通过及时适当的治疗治愈，不留后遗症。

【鉴别诊断】

1. 成人乙脑的鉴别诊断

（1）单纯疱疹病毒脑炎：多见于中青年，病毒多侵犯颞叶、额叶、岛叶，以皮质及皮质下为主，病灶范围广泛，可融合。

（2）化脓性脑炎：致病菌多种多样，有多种感染途径，好发于大脑半球皮质或皮质下，脑炎晚期病灶局限，有脓肿壁形成，周围脑组织水肿。

（3）深部静脉窦血栓：伴双侧丘脑静脉性梗死，MRI 多能发现直窦或上矢状窦低速血流或血栓形成，MRV 检查能反映窦腔闭塞范围。

（4）脑梗死：老年乙脑患者常伴有脑梗死，发病症状不典型。患者有时以神志不清或肢体症状为主诉就诊。部分病灶呈双侧丘脑、脑干斑点状 T_1WI 低信号、T_2WI 高信号，常需与老年人脑梗死鉴别，临床体征和有无发热有助于鉴别。部分患者影像学表现不典型，需借助血常规（白细胞计数有无升高）及乙脑抗体阳性与其他疾病鉴别。

（5）森林脑炎：该病流行季节较乙脑提前，多见于每年 5~7 月，临床症状和影像学表现与乙脑相似，表现为高热、抽搐，影像学提示以丘脑、脑干、深部白质受累为主的异常信号灶，而后者流行于每年 7~9 月，发病地区主要在温带及亚热带，急性期以肌张力升高、强直性痉挛多见，一般不出现弛缓性瘫痪和肌肉萎缩。二者鉴别困难者，需借助乙脑抗体鉴别。

2. 儿童乙脑的鉴别诊断

（1）单纯疱疹病毒脑炎：沿嗅神经及三叉神经侵入颅内，好发于双侧颞叶、额叶皮质，范围较广。乙型脑炎病毒由于具有嗜神经性，好对称性累及丘脑、基底节，易侵及脑干，以双侧中脑黑质为多。

（2）EV71 感染手足口病脑炎：易累及中脑、齿状核、豆状核及侧脑室旁深部脑白质等部位。累及脑干延髓的病灶与乙脑部位有所不同，手足口病脑炎多位于脑桥和延髓交界区或以脑桥和延髓交界区为中心向两端延伸，病变范围较为局限。

【案例分析】

男性，6 岁。因"发热 5 天，2 天内惊厥 8 次"入院。夏季起病，有反复高热、惊厥发作、意识障碍等症状。家住农村，有蚊虫叮咬史，附近有养猪，未接种乙脑疫苗。体格检查：前囟膨隆、张力高，双侧巴宾斯基征阳性、腱反射活跃。实验室检查：WBC 8.81×10^9/L，PLT 439×10^9/L，RBC 4.6×10^{12}/L，HGB 90g/L，LY% 71%，NEUT% 0.21%，CRP<8mg/L。血清学检查：流行性乙型脑炎 IgM 阳性。患儿头颅 MRI 检查见图 2-8-1。

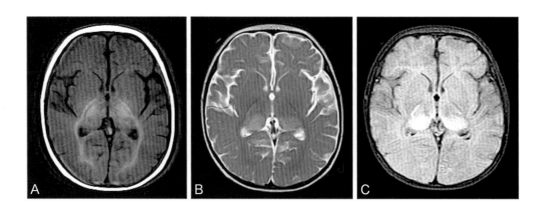

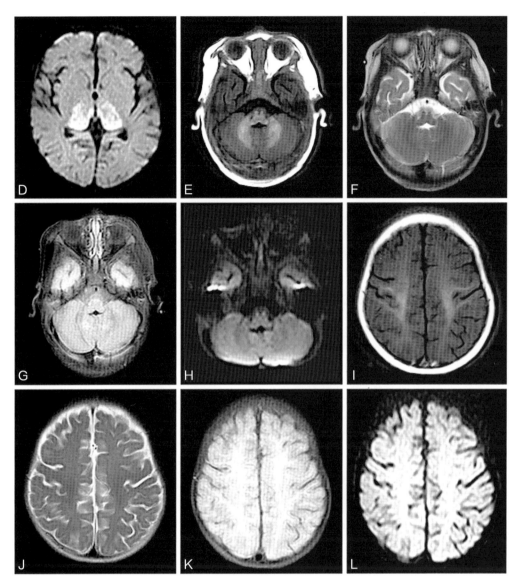

图 2-8-1　案例，流行性乙型脑炎 MRI 表现（入院后 4 天）

A ~ D. 双背侧丘脑区 T_1WI 稍低信号，T_2WI 上高信号，T_2-FLAIR 及 DWI 均呈高信号；E ~ L. 延髓、小脑脚、双侧半卵圆中心对称的 T_1WI 高信号，T_2WI、FLAIR 及 DWI 呈等信号，考虑为髓鞘化不全。

思考题

1. 哪种影像学检测手段对早期流行性乙型脑炎有较高的检出率？
2. 不同时期的流行性乙型脑炎的 MRI 表现分别是什么？
3. 流行性乙型脑炎伴发出血的原因是什么？有哪些影像学手段可以有效诊断出血？

（杨　旗）

推荐阅读

[1] 但美伶，张英杰，刘璇，等. 成人流行性乙型脑炎影像学的特征分析. 临床放射学杂志，2021，

40（12）：2261-2266.

[2] 陆伟杰，徐冬煜，钦云峰. 儿童流行性乙型脑炎 MRI 特点及临床意义分析. 中国地方病防治，2023，38（4）：332-333.

[3] 宋海乔，强军，高万勤，等. 早期流行性乙型脑炎弥散加权成像表现及 T$_2$ 廓清效应特点. 中国医学影像技术，2020，36（12）：1771-1775.

[4] 王天红，陈军，王根绪，等. 112 例成人流行性乙型脑炎患者的预后分析. 中华医学杂志，2020，100（7）：541-545.

[5] ZHANG B, LIAO S, YANG Y, et al. Teaching neuroimages: Japanese encephalitis. Neurology, 2018, 91(21): e2031-e2032.

第九节 肾综合征出血热

学习目标

1. 掌握肾综合征出血热的影像诊断要点。
2. 熟悉肾综合征出血热的影像鉴别诊断、临床表现、实验室检查、确诊依据，以及不同检查方法在肾综合征出血热诊断中的应用。

【临床概述】

肾综合征出血热（hemorrhagic fever with renal syndrome，HFRS）又称流行性出血热（epidemic hemorrhagic fever，EHF），是由汉坦病毒引起的以鼠类为主要传染源的一种自然疫源性疾病。主要病理变化是全身小血管的广泛性损害。临床上以发热、出血、肾损害为特征，是我国法定乙类传染病。

鼠类为主要的传染源，由鼠向人的直接传播是人类感染的主要途径，人群普遍易感，青壮年发病率高。该病典型病例起病急，临床主要表现为发热、出血、肾损害等。典型表现为发热（体温 38～40℃），血管受累而出现"三红"（脸、颈和上胸部发红），器官受累出现"三痛"（头痛、腰痛、眼眶痛）。HFRS 按病情分为轻型、中型、重型和危重型；按病程分为发热期、低血压休克期、少尿期、多尿期、恢复期五个阶段。

实验室检查：白细胞计数升高，血小板计数明显降低，尿蛋白及血尿是本病的重要特点，确诊有赖于检出血清抗汉坦病毒 IgM 阳性或双份血清 IgG 抗体 4 倍以上增高，应用 RT-PCR 检出汉坦病毒 RNA。本病治疗以预防为主，目前尚无特效疗法，多采取对症治疗。死亡率 5%～10%，死因多为出血、肺水肿、休克、尿毒症等。

【影像诊断要点】

1. 中枢神经系统

（1）CT：脑水肿表现为双侧大脑白质对称性密度减低，CT值12～25HU，脑沟、脑裂、脑池变窄，脑室变小。脑内血肿表现为脑实质内类圆形高密度病灶，周围组织水肿，可有占位效应。蛛网膜下腔出血表现为脑沟、脑裂、脑池密度增高。

（2）MRI：脑水肿表现为脑皮髓质分界不清，T_1WI呈低信号，T_2WI呈高信号，严重者可出现脑疝。脑血肿不同时间信号不同，超急性期表现为T_1WI低信号、T_2WI高信号；急性期表现为T_1WI呈等信号，T_2WI呈低信号；亚急性期表现为T_1WI高信号、T_2WI高信号；慢性期表现为T_1WI低信号、T_2WI高信号。蛛网膜下腔出血在亚急性期表现明显，T_1WI呈高信号。

2. 呼吸系统

（1）X线：肺充血主要见于发热期，表现为双肺门影增大，双肺纹理增粗、增多、紊乱，双肺野透亮度减低。肺水肿主要见于发热末期和低血压休克期，表现为双肺斑点状或GGO，小叶间隔增厚，出现网状阴影；心影增大，肋膈角变钝消失。肺感染主要见于少尿期和多尿期，表现为双肺斑片状高密度影，边缘模糊。肺出血表现为双肺弥漫性GGO或片状高密度影，边缘模糊。

（2）CT：肺充血水肿表现为双肺门增大，肺动脉增粗，小叶间隔增厚，双肺对称分布GGO（图2-9-1A）；心脏增大，心包积液。肺感染表现为单侧或双侧肺内斑点状或斑片状密度增高影，边缘模糊，双侧胸腔积液（图2-9-1B）。肺出血表现为双肺弥漫性GGO及片状密度增高影。

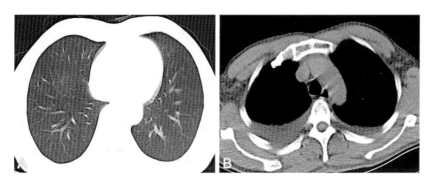

图2-9-1 肾综合征出血热CT表现

A. 双肺对称分布磨玻璃影；B. 双侧胸腔可见弧形液性密度影（胸腔积液）。

3. 消化系统

（1）X线：胃肠道气钡双重造影表现为胃黏膜增粗紊乱，局部可见龛影形成，以胃底及胃体大弯侧黏膜为著。

（2）CT：肝脏体积增大，肝实质密度弥漫性减低，CT值低于脾脏，肝内出血时可见肝内团块状高密度灶，边界清楚；胆囊壁不规则增厚，胆囊内密度均匀，胆囊窝积液；脾脏体积增大；胰腺肿大，边缘模糊，严重者可见胰腺实质内及胰腺周围血肿，呈不规则高密度灶。

（3）MRI：肝脏体积增大，脂肪抑制T_2WI序列及T_1WI反相位示肝实质信号弥漫性减低，出血时肝内可见不规则血肿信号病灶，边界清楚；胆囊壁不均匀增厚，呈T_2WI略高信号，内信号均匀，可见胆囊窝积液，T_1WI呈低信号，T_2WI呈高信号；脾脏体积增大；胰腺肿大，边界模糊，严重者可见胰腺实质内及胰腺周围血肿。

4. 腹腔及腹膜后改变

（1）CT：肝周、脾周及胆囊窝见液性密度影积聚，CT 值略高于漏出液。腹腔内血肿表现为腹腔不规则团块状高密度影，随时间延长密度不均匀减低。

（2）MRI：肝周、脾周及胆囊窝内见片状 T_1WI 低信号、T_2WI 高信号，边界清楚。腹腔血肿表现为腹腔不规则团块状血肿信号。

5. 泌尿系统

（1）CT：双肾肿大，多为对称性增大，以前后径为著，肾实质增厚，密度不均匀，肾盂变小，肾盏显示不清，肾破裂出血表现为肾包膜下高密度血肿，肾周脂肪间隙密度增高，出现水肿或积液改变，肾周筋膜增厚（图 2-9-2）；增强扫描肾脏强化程度减低，皮髓质交界强化时间延长，分界不清。

（2）MRI：双肾对称性肿大，以前后径为著，肾实质增厚，信号不均匀，肾盂、肾盏变窄，肾破裂出血表现为肾包膜下血肿信号，肾周渗出性改变，表现为肾周积液，肾周筋膜增厚，可见片状 T_2WI 稍高信号，T_1WI 呈稍低信号，边界模糊。

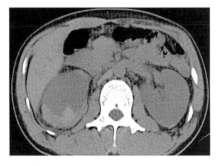

图 2-9-2　肾综合征出血热肾脏改变 CT 表现
双肾体积增大，肾实质增厚，密度不均匀，右肾内血肿，右肾周筋膜增厚。

【鉴别诊断】

1. **肺出血型钩端螺旋体病**　影像学表现为双肺斑片状高密度影，其内散在结节为特征性表现。结合流行病学及病原学检查可作出诊断。

2. **肺出血肾炎综合征（Goodpasture 综合征）**　影像学表现为双肺弥漫性点状高密度影，呈"玫瑰花结样"改变，进展后可融合成片。结合血液检测 GBM 抗体及肾组织活检可确诊。

3. **肾结核**　影像学表现为肾实质内低密度灶，肾盂、肾盏被破坏并扩张，内可见不规则高密度钙化灶。结合结核病史或检出结核分枝杆菌可作出诊断。

【案例分析】

男性，55 岁。发热 5 天，少尿 3 天。体格检查：眼睑水肿，结膜充血，双肺可闻湿性啰音。实验室检查：WBC 38.69×10^9/L，HGB 114g/L，流行性出血热病毒抗体 IgG 阳性，流行性出血热病毒抗体 IgM 弱阳性。患者胸部 CT 表现见图 2-9-3。

■ 影像征象：

1. 双肺片状高密度影。

2. 双侧胸腔积液。

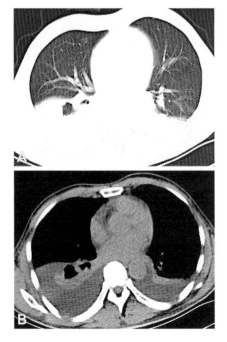

图 2-9-3　案例，CT 表现（A、B）

■ 印象诊断：肾综合征出血热肺部病变。

■ 诊断要点：临床表现为发热、少尿、结膜充血等，白细胞计数增高，流行性出血热病毒抗体 IgG 及 IgM 阳性。

思考题

1. 肾综合征出血热累及肺部的影像学表现是什么？

2. 肾综合征出血热与肾结核的鉴别诊断是什么？

3. 肾综合征出血热的临床表现及实验室检查特点是什么？

4. 病例分析　男性，35 岁。因"持续性发热 3 天伴寒战"入院。体温高达 42℃，入院后出现头痛、腰痛、眼眶痛、腹胀和关节痛等，同时伴尿量减少，少于 500ml/24h。实验室检查：PLT 81×10^9/L，尿红细胞计数 619 个 /μl。患者腹部 CT 表现见图 2-9-4。

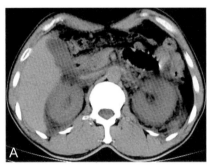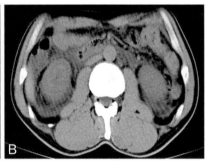

图 2-9-4　患者腹部 CT 表现（A、B）

（1）本病例的影像学表现包括

A. 双肾周围积液　　　　　　　　　　B. 双侧肾周筋膜增厚

C. 胆囊周围渗出　　　　　　　　　　D. 双肾周围血肿

E. 胆囊壁增厚毛糙

（2）本病例的影像诊断可能是

A. 肾结核　　　　　　　　　　　　　B. 胰腺炎

C. 肾盂肾炎　　　　　　　　　　　　D. 肾综合征出血热

E. 胆囊炎

（3）以下疾病的影像学表现错误的是

A. 肾结核表现为双肾体积增大，肾盂肾盏积水扩张，肾实质密度均匀

B. 肾综合征出血热表现为双肾对称性增大，肾周脂肪间隙密度增高，肾周筋膜增厚

C. 肾盂肾炎表现为双肾体积变小，肾盂、肾盏广泛变形并扩张

D. 胆囊炎表现为胆囊壁增厚毛糙，胆囊窝积液，常合并胆囊结石

E. 胰腺炎表现为胰腺肿大，实质密度减低，胰腺周围渗出，双侧肾前筋膜增厚

病例分析答案：（1）ABCE；（2）D；（3）A

（张　同）

推荐阅读

[1] 石红妍，陈延平. 肾综合征出血热生物标志物与病情预测模型研究进展. 传染病信息，2022，35（6）：486-490.

[2] 中华预防医学会感染性疾病防控分会，中华医学会感染病学分会. 肾综合征出血热防治专家共识. 传染病信息，2021，34（3）：193-201，212.

[3] NOH J Y, JUNG J, Song J W, et al. Hemorrhagic fever with renal syndrome. Infect Chemother, 2019, 51(4): 405-413.

[4] AVŠIČ-ŽUPANC T, SAKSIDA A, KORVA M. Hantavirus infections. Clin Microbiol Infect, 2019, 21S: e6-e16.

[5] WU G, XIA Z, WANG F, et al. Investigation on risk factors of haemorrhagic fever with renal syndrome (HFRS) in Xuancheng City in Anhui Province, Mainland China. Epidemiol Infect, 2020, 148: e248.

第十节　登革热

> **学习目标**
>
> 1. 掌握登革热的影像诊断要点。
> 2. 熟悉登革热的影像鉴别诊断、临床表现、实验室检查、确诊依据，以及重症登革热的影像学表现及鉴别诊断。

【临床概述】

登革热（dengue fever）是登革病毒（*dengue virus*）经虫媒传播引起的急性传染病，是人类传播范围最广的蚊媒传染病之一。本病主要在热带和亚热带地区流行，我国存在输入性病例和本土病例感染两种流行形式。本病有一定的季节性，每年的 5～11 月份流行，高峰在 7～9 月份。

临床表现为起病急骤，发热、全身肌肉及骨关节酸痛、皮疹、头痛、乏力，部分患者可见出血、淋巴结肿大。实验室检查：血小板计数、白细胞计数减少及天冬氨酸转氨酶（AST）、丙氨酸转氨酶（ALT）升高等。人群普遍易感，感染后可分为普通登革热、重症登革热。病理改变为血管通透性增加，血管扩张、充血，血浆蛋白及血液有形成分渗出，引起血液浓缩、出血和休克。目前对本病尚无特效的抗病毒药，主要采取对症支持治疗，做到早发现、早诊断、早防蚊隔离、早治疗。

【影像诊断要点】

1. 典型表现　胸腔积液，GGO、条索影及斑片状渗出，小叶间隔增厚和胸膜下线。

2. **普通登革热**

（1）X线：早期多正常，或表现为双肺纹理增粗紊乱，随后可见双肺野斑片状及条索状密度增高影，边缘模糊，部分患者可见一侧或双侧胸腔积液。少部分患者可见心影增大。

（2）CT：早期见双肺纹理增粗、模糊，一侧或双侧少量胸腔积液，肺部GGO，边缘模糊，多位于胸膜下（图2-10-1）。随后小叶间隔增厚，呈网状影，随着病情发展病灶融合成斑片状，边缘模糊。

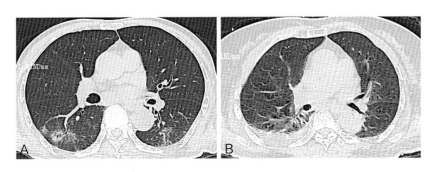

图2-10-1 登革热CT表现

A. 双肺下叶背段斑片状磨玻璃影，病灶内血管增粗，细支气管扩张，管壁增厚，小叶间隔增厚；B. 双侧少量胸腔积液，右肺下叶背段斑片状磨玻璃影。

3. **重症登革热** 少量或中等量胸腔积液，双侧常见。可伴少量心包积液。双肺透亮度减低，斑片状实变、GGO、条索影、小叶间隔增厚等多种病灶并存（图2-10-2），严重时可出现"白肺"。腹部及盆腔检查常见肝脾肿大、胆囊积液、腹部及盆腔积液等。少部分患者可见淋巴结肿大。严重者头颅CT和MRI检查可见颅内出血。

4. **常见征象**

（1）胸腔积液、心包积液、腹水。

（2）肺部斑片状实变、GGO，小叶间隔增厚。

（3）肝、脾及淋巴结肿大。

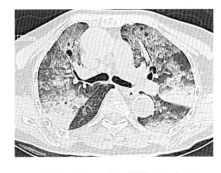

图2-10-2 重症登革热CT表现

双肺广泛分布大片混合磨玻璃影、实变，病灶区域内见多发微小结节、肺大疱及空气支气管征。

【鉴别诊断】

1. **流行性出血热** 常表现为肺水肿、肺出血及肾出血，即早期表现为间质性肺水肿，肺纹理增粗、模糊，散在斑点状GGO，进展期常伴肺出血，病灶融合成片，密度增高，部分出现胸腔积液。腹部CT示双肾体积增大、肾实质增厚，肾盂体积减小，肾周间隙模糊。结合病史，不难鉴别。

2. **甲型流感病毒性肺炎** 早期可见局灶GGO，病灶进展较快，伴或不伴实变，沿支气管血管束分布或胸膜下分布，少数伴胸腔积液。登革热肺炎早期即可出现少量胸腔积液及心包积液，肺部以间质性实变为主。

3. **细菌性肺炎** 沿支气管多段、多叶分布斑片状及大片状密度增高影，边缘模糊，多无胸腔积液及肺门、纵隔淋巴结肿大。

4. 新型冠状病毒感染 早期可见多发小斑片影及间质改变，以肺外带明显。进而发展为双肺多发 GGO，严重者可出现肺实变。胸腔积液少见，一般无肺门及纵隔淋巴结肿大。

【案例分析】

男性，62 岁。4 天前无明显诱因出现发热，体温最高达 39.5℃，伴畏寒、乏力、口干、头晕，无皮疹，无关节痛、头痛。实验室检查：登革病毒核酸（＋）、登革病毒 IgM 抗体（－）；WBC 3.6×10^9/L，HGB 81g/L，PLT 55×10^9/L，AST 73U/L，ALT 29U/L。入院当天胸部 DR 检查见图 2-10-3A，治疗 1 周后复查胸部 CT 见图 2-10-3B ~ 图 2-10-3D，治疗 2 周后复查胸部 CT 见图 2-10-3E。

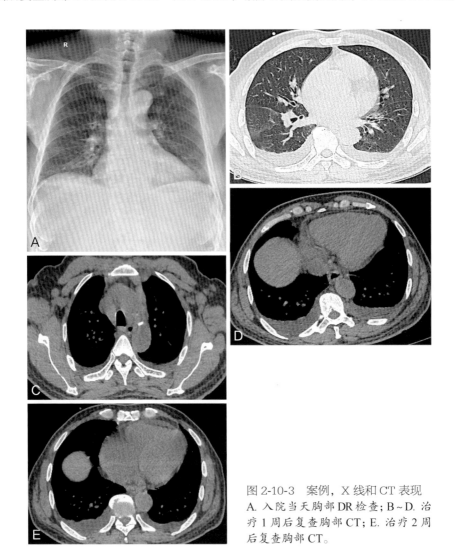

图 2-10-3 案例，X 线和 CT 表现
A. 入院当天胸部 DR 检查；B ~ D. 治疗 1 周后复查胸部 CT；E. 治疗 2 周后复查胸部 CT。

■ 影像征象：

1. 胸部 DR 早期表现为双肺纹理增多、增粗、模糊。

2. 胸部 CT 示 GGO，双侧少量胸腔积液，少量心包积液，淋巴结肿大。

■ 印象诊断：登革热。

■ 诊断要点：

1. 急性起病，高热，伴畏寒、乏力，登革病毒核酸阳性。白细胞计数及血小板计数降低，AST 升高。

2. 胸部影像学表现示双侧胸腔积液，少量心包积液，肺部 GGO，淋巴结肿大。

思考题

1. 登革热的典型影像征象是什么？

2. 登革热患者出现胸部 GGO 和胸腔积液时需要与什么疾病鉴别？

3. 重症登革热的影像学表现是什么？

（卢亦波）

推荐阅读

[1] 洪文昕，张复春. 登革热防治研究进展. 中华传染病杂志，2019，37（10）：635-640.

[2] 胡天丽，刘晋新. 登革热的临床影像学表现. 新发传染病电子杂志，2017，2（4）：240-243.

[3] 王倩，李文莉，王兵，等. 70 例登革热并发肝损伤患者临床特征和预后因素分析. 实用肝脏病杂志，2022，25（5）：645-648.

[4] 中华医学会感染病学分会，中华医学会热带病与寄生虫学分会，中华中医药学会急诊分会. 中国登革热临床诊断和治疗指南. 中华临床感染病杂志，2018，11（5）：321-329.

第十一节　获得性免疫缺陷综合征

一、人类免疫缺陷病毒相关脑炎

学习目标

1. 掌握人类免疫缺陷病毒相关脑炎的影像诊断要点。

2. 熟悉人类免疫缺陷病毒相关脑炎的影像鉴别诊断、临床表现及实验室检查。

【临床概述】

人类免疫缺陷病毒（HIV）感染者可出现 HIV 相关脑炎（HIV-associated encephalitis）及 HIV 相关神经认知障碍（HIV-associated neurocognitive disorder，HAND），是 HIV 感染者常见的中枢神经系统并发症之一。目前 HIV 脑炎及 HAND 发病机制尚未完全明确。即使在没有高病毒载量的情况下，也可能继发于 HIV 病毒增殖或巨噬细胞引发的级联反应，严重者可引起痴呆。

HIV 具有嗜神经性的特点，HIV 可随单核细胞和巨噬细胞通过血 - 脑脊液屏障直接感染脑实质，从而引起脑炎或脑膜炎。HIV脑炎多位于大脑白质和灰质区，深部灰质（基底核、脑干核团）病变较严重，也可见脑组织发生灶性或大片状坏死。HIV脑炎的病理表现包括微胶质结节、多核巨细胞、弥漫性脱髓鞘（白质异常），其病理学特点是血管周围可见多核巨细胞浸润，并有炎症细胞和局灶性坏死，脑内弥散性脑白质病。同时可见神经胶质增生结节，局灶性脱髓鞘，大片状白质疏松及脑萎缩。主要病理改变有以下特征：早期大脑形态无明显改变，以后出现不同程度的脑萎缩，多较局限，如额叶、颞叶较明显；晚期可见脑室扩大，脑萎缩加重，脑重量减轻。

主要临床表现包括头痛、头晕、肢体活动及语言障碍、抽搐或癫痫、进行性痴呆、思维混乱、反应迟钝、注意力不集中。

【影像诊断要点】

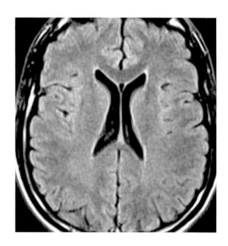

1. **典型表现**　双侧基本对称的脑白质病变，一般无占位效应，但较大病灶可有轻度占位效应，多伴脑萎缩（图2-11-1），增强扫描无强化。

2. **病变部位**　病变好发于半卵圆中心，额顶叶脑白质区，也可累及颞叶、枕叶白质区，较大病灶可累及脑皮质。

3. **常见表现**　CT表现为脑白质内边缘清楚的低密度影；病灶较大或合并其他并发症，有占位效应。MRI表现为皮质下白质T_1WI低信号、T_2WI高信号，可伴有脑萎缩。

图2-11-1　HIV相关神经认知障碍MRI表现

T_2-FLAIR示脑萎缩。

【鉴别诊断】

1. **脑梗死**　中老年人多发，有大动脉硬化、高血脂、高血压病史。病变的部位、密度或信号与中小动脉的走行及分布有关；CT平扫表现为斑片状、小片状或大片状低密度灶；MRI表现为T_1WI低信号、T_2WI高信号；多无占位效应；增强扫描无强化。

2. **脑转移瘤**　有原发肿瘤病史或手术史；CT为单发或多发类圆形等或低密度灶，也可为略高密度或囊性肿块；伴有指状脑水肿和占位效应；多位于大脑半球皮质或皮质下区；增强扫描可见多发结节或环形强化；MRI平扫T_1WI为单发或多发低信号，T_2WI为高信号；增强可见多发不均质结节或环形强化。

3. **脑胶质瘤**　常有慢性头痛并进行性加重的病史；CT平扫为低密度或等低混杂密度肿块，伴有瘤周水肿和明显的占位效应；增强扫描呈不规则环形强化并伴有壁结节；MRI平扫T_1WI多为低或等信号，T_2WI为高信号，伴瘤周水肿及占位效应；增强扫描多为明显均匀强化或"花环样"强化。

【案例分析】

男性，30岁。HIV感染确诊20天，精神萎靡不振、认知障碍、智力和记忆力下降。实验室检查：外周血和脑脊液检查无明显异常。隐球菌抗原检测阴性，梅毒抗体阴性，一般细菌涂片阴性，荧光抗酸杆菌涂片阴性。患者头颅MRI表现见图2-11-2。

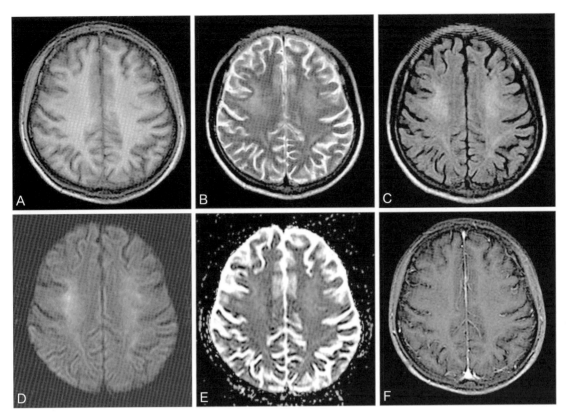

图 2-11-2　案例，MRI 表现

A～E 分别为 T_1WI、T_2WI、T_2-FLAIR、DWI、ADC 和 T_1WI 增强扫描。

■ 影像征象：

1. 脑萎缩。

2. T_2WI 示脑白质多发信号增高，双侧较为对称。

3. T_1WI 增强扫描未见明显异常强化。

■ 印象诊断：HIV 脑炎。

■ 诊断要点：

1. HIV 感染者合并认知功能下降。

2. 无中枢神经系统感染证据。

3. 影像学表现提示脑萎缩，脑白质多发高信号，且未见明显异常强化。

思考题

1. 早期 HIV 脑炎的主要表现是什么？

2. HIV 脑炎的主要诊断依据是什么？

3. 病例分析　男性，35 岁。HIV 感染，认知障碍。实验室检查：梅毒螺旋体、新型隐球菌、结核分枝杆菌感染均为阴性。患者头颅 MRI FLAIR 表现见图 2-11-3。

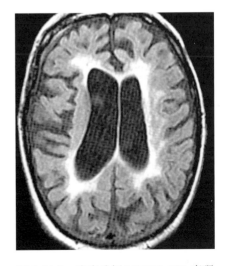

图 2-11-3　患者头颅 MRI FLAIR 表现

（1）本例的影像学表现包括

  A．脑萎缩   B．白质信号增高

  C．皮质信号增高   D．脑室扩张

  E．占位效应

（2）本病例的影像诊断最可能是

  A．结核分枝杆菌感染   B．隐球菌感染

  C．HIV 脑炎   D．淋巴瘤

  E．脑梗死

病例分析答案：（1）ABD；（2）C

（施裕新）

二、进行性多灶性白质脑病

学习目标

1. 掌握进行性多灶性白质脑病的影像诊断要点。
2. 熟悉进行性多灶性白质脑病的影像鉴别诊断、临床表现、实验室检查及确诊依据。

【临床概述】

进行性多灶性白质脑病（progressive multifocal leukoencephalopathy，PML）是由 John Cunningham（JC）病毒感染少突胶质细胞引起的致命性中枢神经系统脱髓鞘病。PML 于 1958 年被首次报道，是 HIV 晚期患者常见并发症，发病率可达 7%。临床表现以多发性神经缺陷为主要特征，神经功能迅速恶化。极少数 PML 也可见于血液恶性肿瘤、器官移植及自身免疫缺陷患者。PML 影像学表现典型，脑白质病变呈进行性发展为其特点，结合临床病史及实验室检查即可明确诊断。

PML 的病理表现主要是 JC 病毒引起的少突胶质细胞及少量星形细胞坏死性感染。JC 病毒为嗜神经性 DNA 病毒，PML 只发生于细胞介导的免疫缺陷患者。HIV 感染早期，JC 病毒即可穿过血-脑脊液屏障到达中枢神经系统，特异性侵犯少突胶质细胞和星形胶质细胞，导致皮质下白质广泛性脱髓鞘。PML 确诊依赖病理证实。如不能行脑活体组织检查，确诊 PML 必须具备以下 3 点：①典型的 PML 影像学表现；②持续存在的典型 PML 症状；③脑脊液 JC 病毒 DNA 检测阳性。

临床常表现为偏瘫、偏身感觉障碍、视野缺损、失语、共济失调、癫痫乃至痴呆。开始时可出现部分症状，随着病灶不断融合扩大，症状会加剧并增多。

【影像诊断要点】

（1）大脑半球比小脑易于受累，典型发病部位是大脑皮质下白质和小脑脚。幕上病变多位于血流最丰富的大脑皮质下白质，多发病灶分布范围与脑血管分布区不一致。少数为单侧或孤立性

病灶，顶枕叶受累最常见，其次是颞叶和额叶；胼胝体压部受累并不常见。幕下病变主要位于小脑脚，呈单侧或双侧发病，病变会蔓延至中脑和 / 或延髓。

（2）CT 表现为脑白质内有广泛多灶性的不规则低密度影，增强扫描无强化。MRI 能更清晰准确地显示病灶分布及大小，典型表现为皮质下及深部脑白质内广泛存在的片状病灶。以顶叶及枕叶多见，也可见于基底节、外囊、小脑及脑干。病灶大小不一，形状不规则，边界不清晰，T_1WI 为低信号，T_2WI 和 FLAIR 为高信号，增强扫描强化不明显，且随病情进展病灶的信号强度无明显变化（图 2-11-4）。极少数患者可有类似于陈旧性出血灶或脑萎缩的表现。

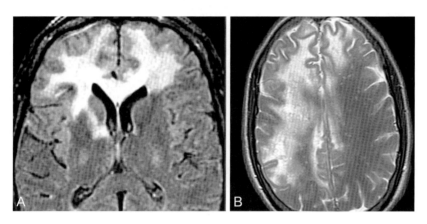

图 2-11-4　进行性多灶性白质脑病 MRI 表现
A. T_2-FLAIR 示额叶白质双侧、不对称高信号灶，并累及皮质下 U- 纤维；
B. T_2WI 示双侧大脑实质不对称高信号灶，病灶主要位于白质，并呈指状伸向皮质下（扇形表现）。

【鉴别诊断】

1. **中枢神经系统淋巴瘤**　发病高峰年龄为 60 ~ 70 岁，好发于有先天性或获得性免疫缺陷的人群。肿瘤生长方式多样，因肿瘤膨胀性生长，患者往往以头痛和呕吐为首发症状；依肿瘤部位不同，可以出现相应区域定位体征。鉴别主要依靠影像学表现。淋巴瘤在 CT 上表现为高密度或等密度的团块影，增强扫描均匀强化。MRI 表现为 T_1WI 低信号、T_2WI 等或高信号，增强扫描常见均匀强化，HIV 合并中枢神经系统淋巴瘤可出现轻度环状强化。

2. **脑转移瘤**　有原发肿瘤病史或手术史；CT 为单发或多发类圆形的等或低密度灶，也可为略高密度或囊性肿块；伴有指样脑水肿和占位效应；多位于大脑半球皮质或皮质下区；增强呈多发结节或环形强化；MRI 平扫 T_1WI 呈单发或多发低信号，T_2WI 呈高信号；增强扫描同 CT。

3. **脑胶质瘤**　常有慢性头痛并进行性加重的病史；CT 平扫为低密度或等低混杂密度肿块，伴有瘤周水肿和明显的占位效应；增强呈不规则环形强化并伴有壁结节；MRI 平扫 T_1WI 多呈低或等信号，T_2WI 呈高信号，伴瘤周水肿及占位效应；强化多为明显均匀或"花环样"强化。

【案例分析】

男性，31 岁。HIV 感染确诊 3 个月，进行性双下肢肌力下降 3 月余。患者头颅 MRI 表现见图 2-11-5。

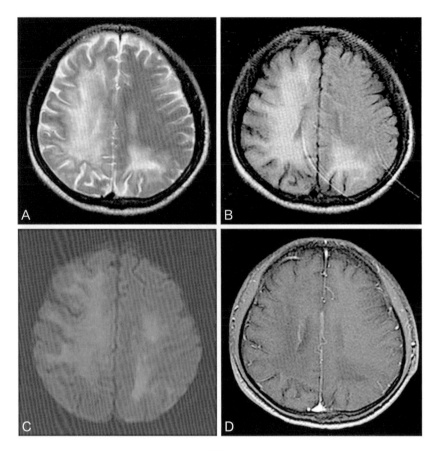

图 2-11-5　案例，MRI 表现
A ~ D 分别为 T$_2$WI、T$_2$-FLAIR、DWI 和 T$_1$WI 增强扫描。

■ 影像征象：

1. 双侧白质非对称性病变，扇形改变。

2. 扩散受限，病灶未见明显强化。

■ 印象诊断：进行性多灶性白质脑病。

■ 诊断要点：

1. HIV 感染者，进行性神经系统症状。

2. 脑内白质非对称性病变，扇形表现。

■ 思考题

1. PML 常见的影像学表现是什么？

2. PML 需要与什么疾病相鉴别？

3. 病例分析　男性，45 岁。HIV 感染者，进行性认知障碍。患者头颅 MRI 表现见图 2-11-6。

（1）本例的病灶位于

　　A. 皮质　　　　　　　　　　　　B. 脑膜

　　C. 脑室　　　　　　　　　　　　D. 白质

　　E. 基底节

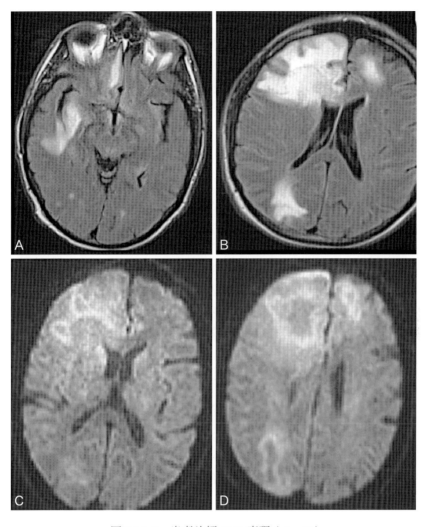

图 2-11-6　患者头颅 MRI 表现（A～D）

（2）本病例的影像诊断最可能的是

　　A. 结核分枝杆菌感染　　　　　　　　B. 非结核分枝杆菌感染

　　C. PML　　　　　　　　　　　　　　D. 淋巴瘤

　　E. 隐球菌感染

病例分析答案：（1）C；（2）C

（施裕新）

三、艾滋病相关性马尔尼菲篮状菌病

【临床概述】

马尔尼菲篮状菌（*Talaromyces marneffei*，TM）病是由 TM 感染引起的少见深部真菌病，主要发生于免疫功能低下的人群，感染患者的免疫功能较差，CD_4^+ T 淋巴细胞计数多＜50 个 /μl。该病具有明显的地域特点，主要分布于广东、广西及香港等地区。

TM 感染常侵犯单核 - 吞噬细胞系统，累及肺、肝、脾、肠系膜、骨髓和皮肤等多个系统或器官，以播散性为主，临床表现以发热最为常见（多高于 38℃），常反复出现，可伴有咳嗽、咳痰，无明显特异性。皮肤损害是其临床特征，多表现为以面部、躯干及耳郭等部位为主的散在皮疹，其中坏死性"脐凹样"皮疹较为特异。累及消化系统者表现为腹痛、腹泻。确诊依靠血液、骨髓及其他无菌体液中培养出马尔尼菲篮状菌。

抗真菌治疗分为：①诱导期，无论疾病严重程度，首选两性霉素 B 或两性霉素 B 脂质体静脉滴注 2 周；②巩固期，口服伊曲康唑或伏立康唑，共 10 周。随后进行二级预防，口服伊曲康唑至患者经过 ART 后 CD_4^+ T 淋巴细胞计数＞100 个 /μl，并持续至少 6 个月可停药。一旦 CD_4^+ T 淋巴细胞计数＜100 个 /μl，需重启预防治疗。

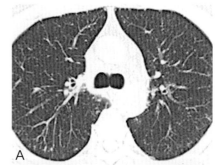

【影像诊断要点】

1. 胸部病变

（1）病变多累及双肺并呈多肺段分布，并以 GGO、斑片影及粟粒结节为主（图 2-11-7A），肿块、空洞少见。

（2）肺间质性病变多见，包括小叶间隔增厚及粟粒样病变。

（3）双肺弥漫性病变常见，以弥漫性粟粒结节和弥漫性 GGO 为主，其中双肺弥漫分布的粟粒结节在大小、分布方面相对欠均匀，以随机分布为主，部分呈小叶中心分布，部分为随机分布和小叶中心分布并存。

（4）纵隔内淋巴结受累较常见。

2. 腹部病变

（1）腹腔肿大淋巴结（图 2-11-7B），以腹主动脉旁、肠系膜分支血管及肠系膜根部分布为主，肿大淋巴结无融合趋势，增强扫描可见环状强化，肠系膜还可见"三明治

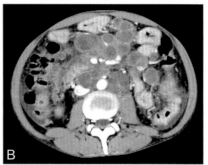

图 2-11-7　马尔尼菲篮状菌感染 CT 表现

A. 双肺弥漫性粟粒结节，大小、分布相对欠均匀，分布相对较稀疏；B. 腹主动脉旁、肠系膜分支血管及肠系膜根部肿大淋巴结，肠系膜可见"三明治样"征象。

样"征象。

（2）常伴有肝脾肿大，实质内可伴发散在或多发低密度灶，可见多发大小不等低密度结节，为散在或弥漫分布。CT 平扫呈低密度，增强扫描可无强化，部分患者表现为弥漫性密度减低及肝实质强化不均匀。

（3）消化道可见肠壁增厚，以十二指肠及空肠多见。

【鉴别诊断】

1. 结核感染

（1）AIDS 合并弥漫性血行播散性肺结核的病变呈"三均匀"分布特点，较为密集，近肺尖部病灶较多。

（2）淋巴结肿大以腹主动脉旁、腹膜后、肝门、肠系膜等分布为主，呈散在或串珠状，有融合趋势，密度不均匀，部分可见液化。常伴有肠结核，可见肠壁增厚、腹腔积液、腹膜增厚、肠系膜及网膜增厚粘连等表现。应进一步结合胸部 CT、临床表现及实验室检查进行鉴别。

2. 新型隐球菌感染 AIDS 合并隐球菌感染的胸部表现以结节或肿块多见，多位于肺组织外带近胸膜处，结节周围可见特征性"晕"征表现，结节伴空洞者较为多见。

3. AIDS 合并 NHL 肿大淋巴结分布更倾向于位于腹膜后区，肿大淋巴结更容易相互融合，形成巨大肿块。

【案例分析】

男性，31 岁。患者 2 个月前无明显诱因出现咳嗽，当时无发热及咳痰等不适。20 天前患者出现发热，体温 39℃左右，伴咳痰。HIV 初筛阳性。实验室检查：CD_4^+ T 淋巴细胞计数 6 个 /μl。患者胸部 CT 表现见图 2-11-8。

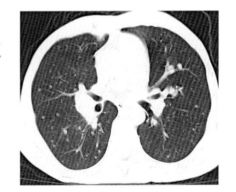

图 2-11-8 案例，CT 表现

- 影像征象：

1. 弥漫性粟粒结节在大小、分布方面相对欠均匀，分布相对较稀疏。

2. 结节相对较大，背侧胸膜下还可见结节融合影。

- 印象诊断：AIDS 并发马尔尼菲篮状菌感染。

- 诊断要点：

1. 艾滋病患者，亚急性起病，高热，CD_4^+ T 淋巴细胞计数 6 个 /μl。

2. 肺部影像学表现为双肺弥漫性粟粒结节，在大小、分布方面相对欠均匀，分布相对较稀疏。

思考题

1. TM 感染胸部及腹部的常见影像学表现是什么？

2. 肺部出现弥漫性粟粒结节的 TM 感染最需要与什么疾病相鉴别？

3. 腹腔多发肿大淋巴结的 TM 感染首先需与什么疾病相鉴别？

4. 病例分析　男性，35 岁。患者 4 个月前无明显诱因出现乏力、食欲不振伴腹胀，无咳嗽、咳痰，无发热，无恶心、呕吐。实验室检查，HIV 抗体阳性。CD_4^+ T 淋巴细胞计数 5 个 /μl。患者腹部 CT 表现见图 2-11-9。

（1）本例的影像学表现包括

  A. 腹主动脉旁、肠系膜分支血管及肠系膜根部多发肿大淋巴结

  B. 肝脾肿大

  C. 肝脾实质内多发低密度灶

  D. 腹水

  E. 肠腔扩张伴积液

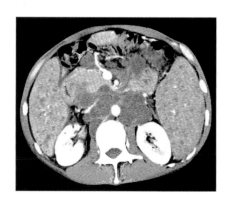

图 2-11-9　患者腹部 CT 表现

（2）本病例的影像诊断最可能的是

  A. 结核分枝杆菌感染　　　　　　　B. 非结核分枝杆菌感染

  C. 马尔尼菲篮状菌感染　　　　　　D. 淋巴瘤

  E. 新型隐球菌感染

（3）以下疾病的影像学表现错误的是

  A. 结核分枝杆菌感染引起的腹部淋巴结肿大常伴随肠结核

  B. 非结核分枝杆菌感染不会引起腹部淋巴结肿大

  C. 马尔尼菲篮状菌感染常合并腹部淋巴结肿大

  D. 淋巴瘤所致腹部淋巴结病变形态常不规则，易侵犯周围血管或脏器

  E. 隐球菌感染也可发生腹部淋巴结肿大

病例分析答案：（1）ABC；（2）C；（3）D

（施裕新）

四、马红球菌肺炎

学习目标

1. 掌握马红球菌的影像诊断要点。
2. 熟悉马红球菌的影像鉴别诊断、临床表现、实验室检查及确诊依据。

【临床概述】

马红球菌（*Rhodococcus equi*）是一种机会性病原体，于 1967 年首次被确认为可感染人类的病原体。在 AIDS、器官移植及化疗的肿瘤患者中，马红球菌感染发病率显著升高，主要表现为肺部受累。在免疫功能正常的马红球菌感染患者中，32%～42% 的患者出现肺部受累，而在免疫功能缺陷的人群中，84%～95% 肺部受累。

【影像诊断要点】

马红球菌肺炎主要表现为不规则实变和空洞（包括多发性和单发性），多见于上叶。研究显示，70%～75%的马红球菌感染多被描述为肺部空洞性感染（图2-11-10），类似于结核分枝杆菌，但存在一定偏倚。例如：表现为空洞性病变的患者中，痰液检查可诊断为马红球菌，而在肺炎患者的痰液检查中可能被视为正常的呼吸道菌群，因为马红球菌与口咽的共生类白喉相似。而支气管肺泡灌洗或细针抽吸从结节性或空洞性病变中获取样本时，因不受口腔菌群的污染，更有助于诊断。

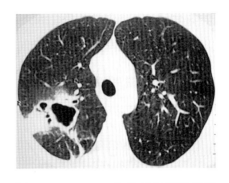

图2-11-10 AIDS合并马红球菌感染CT表现

右肺上叶实变伴空洞，边缘可见少许磨玻璃影。

【鉴别诊断】

1. **结核感染** ① AIDS合并弥漫性血行播散性肺结核的病变呈"三均匀"分布特点，较为密集，近肺尖区病灶较多。②淋巴结肿大以腹主动脉旁、腹膜后、肝门、肠系膜等分布为主，呈散在或串珠状，有融合趋势，密度不均匀，部分可见液化。常伴有肠结核，可见肠壁增厚、腹腔积液、腹膜增厚、肠系膜及网膜增厚粘连等表现。应进一步结合胸部CT、临床表现及实验室检查进行鉴别。

2. **新型隐球菌** AIDS合并新型隐球菌的胸部表现以结节或肿块多见，多位于肺组织外带近胸膜处，结节周围可见特征性"晕"征，结节伴空洞者相对多见。

【案例分析】

男性，42岁。AIDS患者。发热1月余，咳嗽，进行性呼吸困难和胸痛。CD_4^+ T淋巴细胞计数<50个/μl。患者胸部CT表现见图2-11-11。

- 影像征象：
1. 双肺多发不规则实变，病灶边缘可见少许GGO。
2. 右肺下叶可见空洞形成，空洞内壁光滑。
- 印象诊断：HIV感染合并马红球菌感染。
- 诊断要点：
1. AIDS患者，急性起病，发热，进行性呼吸困难。
2. 双肺多发实变伴空洞，病灶旁可见少许GGO。

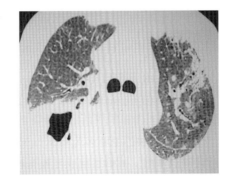

图2-11-11 案例，CT表现

思考题

1. 马红球菌感染胸部的常见影像学表现是什么？
2. 肺部出现空洞性病变最需要与什么疾病相鉴别？
3. 病例分析 男性，39岁。确诊为AIDS。发热，咳嗽，呼吸困难。CD_4^+ T淋巴细胞计数<50个/μl。患者胸部CT表现见图2-11-12。

（1）本例的影像学表现包括

    A. 实变

    B. 空洞

    C. "树芽"征

    D. "晕"征

    E. 肺气囊

（2）本病例的影像诊断最可能的是

    A. 结核分枝杆菌感染

    B. 肺孢子菌感染

    C. 马尔尼菲篮状菌感染

    D. 马红球菌感染

    E. 非结核分枝杆菌感染

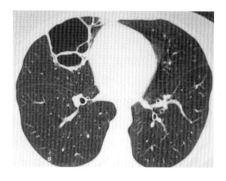

图 2-11-12　患者胸部 CT 表现

病例分析答案：（1）B；（2）D

（施裕新）

五、耶氏肺孢子菌肺炎

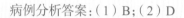

学习目标

1. 掌握耶氏肺孢子菌肺炎的影像诊断要点。
2. 熟悉耶氏肺孢子菌的影像鉴别诊断、临床表现、实验室检查、确诊依据，以及耶氏肺孢子菌合并其他病原体感染的影像学表现。

【**临床概述**】

耶氏肺孢子菌肺炎（pneumocystis jirovecii pneumonia，PJP）是由酵母样真菌耶氏肺孢子菌（*Pneumocystis jirovecii*，Pj）引起的肺部机会性感染。PJP 是 HIV/AIDS 最常见的致死性机会性感染。PJP 的病理特征是间质性肺炎和肺泡性肺炎。

AIDS 相关性 PJP 多为亚急性起病，临床表现缺乏特异性，典型三联征包括干咳、低热、进行性呼吸困难。听诊正常或呼吸音粗糙或可闻及干、湿啰音。症状严重程度与体征不一致为 PJP 的特点之一。实验室检查，CD_4^+ T 淋巴细胞计数<200 个 /μl。血气分析示低氧血症。血清乳酸脱氢酶常升高（可反映肺间质损伤的程度）。在下呼吸道分泌物或肺组织中发现肺孢子菌的包囊和滋养体是确诊本病的金指标。复方磺胺甲噁唑治疗 1 ~ 2 周病变吸收好转，1 个月内基本吸收，但常可复发。

【**影像诊断要点**】

1. **典型表现**　广泛分布的 GGO，斑片状双侧对称分布或 "地图样" 分布。多位于肺门周围的中心肺区，似蝶翼状。

2. 影像分期

（1）早期（渗出期）：双肺弥漫分布细颗粒状、网格状阴影，自肺门向周围扩展（图 2-11-13A）。

（2）进展期（浸润期）：双侧肺门周围或弥漫性对称分布的 GGO，呈斑片状、"地图样"分布，并伴有网织结节影（图 2-11-13B），其内可见单发或多发肺气囊。

（3）实变期：肺组织实变，可见空气支气管征（图 2-11-13C），重者可并发 ARDS。

（4）转归期（修复增殖期）：肺间质增厚呈致密条索影，夹杂不规则斑片状阴影（图 2-11-13D）。

3. 常见征象

（1）"月弓"征：GGO 边缘近肺外带可见弓形、柳叶形或新月形透亮间隙（图 2-11-13E），即未受累及的肺实质，对 PJP 的诊断有重要价值。

（2）肺气囊：为圆形、内外壁均光滑且壁厚多不超过 1mm 的含气囊腔，大小不一，好发于肺尖或肺外周带（图 2-11-13F），胸膜下肺气囊破裂可导致自发生气胸。

（3）"铺路石"征：GGO 合并小叶内线影和 / 或小叶间隔增厚（图 2-11-13G）。

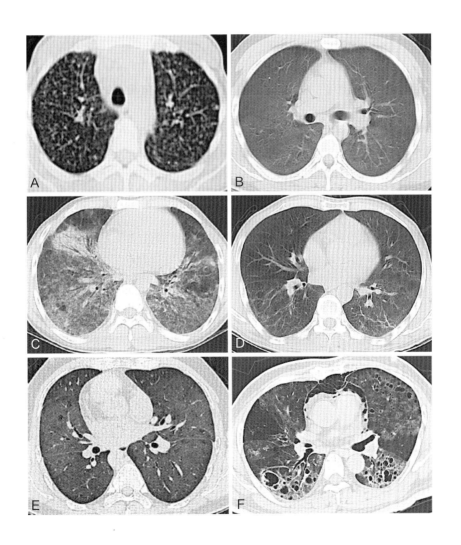

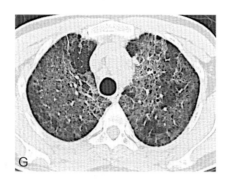

图 2-11-13 耶氏肺孢子菌肺炎 CT 表现

A. 早期，双肺散在分布粟粒样结节，大小、密度尚均匀；B. 进展期，双肺弥漫分布磨玻璃影；C. 实变期，双肺弥漫分布磨玻璃影及多发片状实变，并可见空气支气管征；D. 转归期，双肺多发纤维条索；E. "月弓"征，双肺弥漫分布磨玻璃影，胸膜下可见新月形透亮间隙；F. 肺气囊、纵隔气肿，双肺多发磨玻璃影，其内可见多发大小不一的含气囊腔，纵隔内可见多发气体密度影；G. "铺路石"征，双肺对称性弥漫磨玻璃影，小叶间隔增厚，呈"铺路石"改变。

4. **其他** 肺门和纵隔淋巴结肿大；马赛克密度；可合并出现肺气肿、纵隔气肿及自发性气胸。

【鉴别诊断】

PJP 常合并其他病原体感染，如病毒、细菌（结核分枝杆菌）、真菌（曲霉菌、隐球菌）等，诊断时应予以注意。

1. **病毒性肺炎** 以间质病变为主，病灶常以弥漫、多灶性分布为主，在弥漫性病灶中常可见小叶间隔增厚和小叶内间隔增厚，严重者出现弥漫性肺泡损伤时可见实变。

2. **细菌性肺炎** 多表现为大片状实变，一般抗感染治疗有效。

3. **肺泡蛋白沉积症** 根据肺内蛋白成分沉积程度的不同，CT 可表现为实变或 GGO，患者多有职业粉尘接触史。

4. **非特异性间质性肺炎** GGO 为主，病变较少位于肺外周区，极少累及上肺野胸膜下，蜂窝肺亦少见。

【案例分析】

男性，55 岁。无明显诱因反复发热 2 周，胸闷、憋气，活动后加剧 5 天。发现 HIV 抗体阳性 1 天。实验室检查：CD_4^+ T 淋巴细胞计数 110 个 /μl。患者胸部 CT 表现见图 2-11-14。

■ 影像征象：

1. 双肺弥漫分布 GGO。

2. 网格状影和小叶间隔增厚。

■ 印象诊断：AIDS 并发肺孢子菌肺炎（浸润期）。

■ 诊断要点：

1. AIDS 患者，亚急性起病，临床表现为发热、胸痛、憋喘等，CD_4^+ T 淋巴细胞计数＜200 个 /μl（本例为 110 个 /μl）。

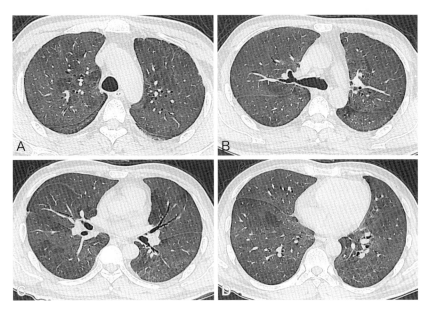

图 2-11-14 案例，CT 表现（A～D）

2. PJP 典型影像学表现为双肺弥漫分布 GGO，网格状影和小叶间隔增厚。

思考题

1. PJP 典型影像学表现是什么？

2. 出现"蝶翼"征的 PJP 需与什么疾病相鉴别？

3. PJP 的影像分期及各期表现是什么？

4. 病例分析　男性，40 岁。因"发热、咳嗽 2 周，憋喘、气促 2 天"入院。HIV 抗体确认阳性，CD_4^+ T 淋巴细胞计数 95 个 /μl。体格检查：口唇发绀。实验室检查：LDH 410U/L，PaO_2 65mmHg，$PaCO_2$ 32mmHg。患者胸部 CT 表现见图 2-11-15。

（1）本病例的影像学表现包括

　　A. 磨玻璃影　　　　　　　　　　B."树芽"征

　　C. 空气支气管征　　　　　　　　D. 肺气肿

　　E."铺路石"征

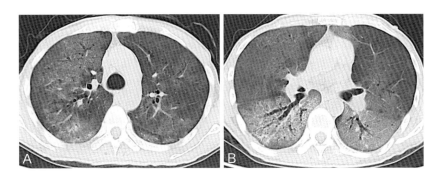

图 2-11-15 患者胸部 CT 表现（A、B）

（2）本病例的影像诊断可能是

    A．巨细胞病毒性肺炎　　　　　　B．非特异性间质性肺炎

    C．肺泡蛋白沉积症　　　　　　　D．肺孢子菌肺炎

    E．大叶性肺炎

（3）以下疾病的影像学表现错误的是

    A．肺孢子菌肺炎的典型表现是以双肺门为中心，对称性分布磨玻璃影

    B．巨细胞病毒性肺炎为双肺下叶为主斑片状磨玻璃影、小结节、网格状影及小叶间隔增厚

    C．淋巴管肌瘤病表现为弥漫分布薄壁囊腔及轻度的小叶间隔增厚

    D．肺水肿表现为片状实变及蜂窝影

    E．"树芽"征是肺孢子菌肺炎的典型影像学表现

病例分析答案：（1）ACE；（2）D；（3）CD

（李　莉）

六、非霍奇金淋巴瘤

学习目标

1. 掌握 HIV 相关非霍奇金淋巴瘤影像诊断要点。
2. 熟悉 HIV 相关非霍奇金淋巴瘤影像鉴别诊断、临床表现、实验室检查及确诊依据。

【临床概述】

HIV 感染者相关淋巴瘤的病因和发病机制尚未明确，但病毒学说颇受重视，EB 病毒可能是艾滋病相关淋巴瘤（AIDS-associated lymphoma，ARL）的病因，常表现为原发性中枢神经系统淋巴瘤，并且认为发生 ARL 的风险会随着 CD_4^+ T 淋巴细胞计数的降低而增高。ARL 最常见的亚型为伯基特（Burkitt）淋巴瘤及弥漫大 B 细胞淋巴瘤。两者均为侵袭性淋巴瘤，弥漫大 B 细胞淋巴瘤为非艾滋病感染者最常发生的淋巴瘤，伯基特淋巴瘤为艾滋病感染者最好发的淋巴瘤，后者增殖极快，为严重的侵袭性非霍奇金淋巴瘤。因此 ARL 病理学亚型多为侵袭性，具有分化程度低、转移播散速度快、对放疗和化疗反应不敏感等特点。

中枢神经系统内无淋巴循环及淋巴结，对淋巴瘤的病因有三种学说。认为淋巴瘤起源于软脑膜血管的周细胞，之后侵入邻近脑组织，并扩展到穿支血管周围间隙，侵犯半球深部结构。淋巴瘤是非肿瘤性淋巴细胞在中枢神经系统反应性集聚所致。由于脑组织缺乏淋巴系统，单核炎症细胞数相对少，脑组织的免疫功能相对较薄弱，在慢性抗原的刺激下，免疫系统以多克隆形式反应，当抗原进一步刺激而淋巴细胞增生时，可能发生特异性的基因突变，导致单克隆增殖而发展为恶性淋巴瘤。淋巴结或淋巴结以外的 B 淋巴细胞恶变形成肿瘤，肿瘤细胞随血液循环迁移，因其细胞表面携带中枢神经系统特异性标记物，故仅聚集于中枢神经系统，而真正的原发部位却不清楚，此学说可以解释颅内多发淋巴瘤。

主要临床表现：①脑部受累症状，主要表现为头痛、视力模糊、性格改变，根据病变部位不同会出现相应的临床表现。②软脑膜受累症状，此类患者在脑脊液检查时蛋白和淋巴细胞计数明显增高。

【影像诊断要点】

1. 影像学表现多样，病灶多呈圆形或椭圆形，少数为不规则形，发病部位以幕上为主，病变可见坏死。

2. 合并出血、坏死时，T_1WI 可呈高信号，T_2WI 可呈混杂信号。DWI 及 ADC 图可见病灶实质区受限呈高信号。

3. 增强扫描，肿瘤呈明显团块状强化，且强化信号均匀，AIDS 患者易出现出血及坏死，可呈"团块状"或"握拳样"强化（图 2-11-16）。

4. MRS 示胆碱、脂质和乳酸增加，NAA 减少；灌注成像时呈低灌注。

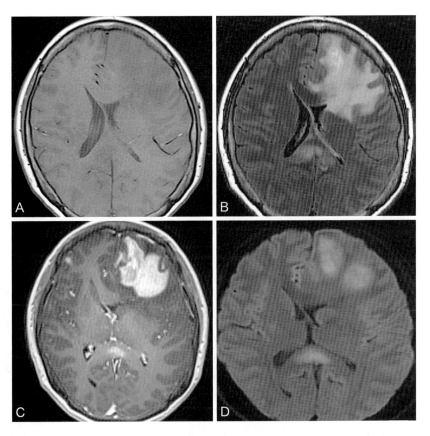

图 2-11-16　HIV 相关非霍奇金淋巴瘤 MRI 表现

A. T_1WI 左额叶团片状低信号，边界欠清，中线右移，侧脑室前角受压，胼胝体压部见片状稍低信号影；B. T_2-FLAIR 左额叶见指压迹样水肿，占位效应明显，左额叶和胼胝体压部病灶呈高信号；C. T_1WI 左额叶和胼胝体病灶呈不均匀强化；D. DWI 病灶呈较高信号。

【鉴别诊断】

1. **转移瘤** 与原发性淋巴瘤相似之处为可以单发或多发，位于脑周边一带，常有明显增强，在鉴别时主要根据有无其他原发恶性肿瘤的病史，其次转移性肿瘤 MRI 表现多为 T_1WI 低信号、T_2WI 高信号。

2. **胶质瘤** 多数胶质瘤 MRI 表现为 T_1WI 低信号、T_2WI 高信号，其浸润性生长特征明显，境界不清。某些类型胶质瘤如少突胶质细胞瘤可有钙化成分，而中枢神经系统淋巴瘤很少有钙化。胶质母细胞瘤为高度恶性的星形细胞瘤，单发较多，占位效应更加明显，瘤周水肿多较重，强化多不规则，呈环形或分支状。

【案例分析】

男性，34岁。确诊 HIV 感染9年，抽搐伴左侧肢体乏力2个月。实验室检查：MONO% 11.40%（3.00%～10.00%），LY 0.26（正常值1.10～3.20），NEUT% 81%（正常值40%～75%）；IgG 19.50g/L（正常值7.00～16.00g/L）；IgA 5.52g/L（正常值0.70～4.00g/L）。患者头颅 MRI 表现见图 2-11-17。

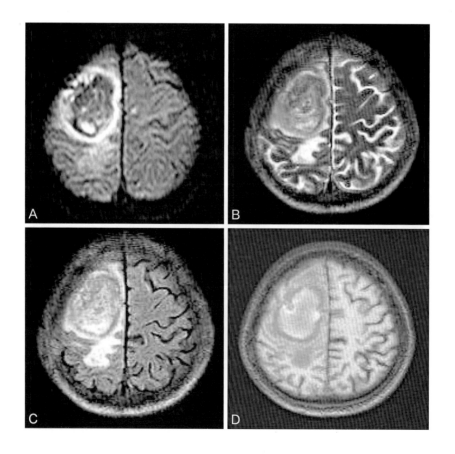

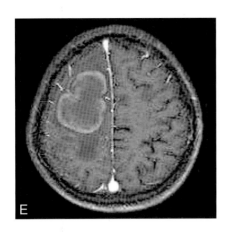

图 2-11-17　案例，MRI 表现
A～E 分别为 T_2WI、T_2-FLAIR、DWI、
T_1WI 和 T_1WI 增强扫描。

■ 影像征象：

1. 右侧额叶肿块，其内信号欠均匀，T_2WI 示病灶内呈高低混杂信号，DWI 示病灶实质扩散受限，病灶中央可见坏死；T_1WI 示病灶内可见少许高信号。

2. 增强后可见病灶环形强化，呈"握拳"征。

■ 印象诊断：AIDS 相关原发性中枢神经系统淋巴瘤。

■ 诊断要点：

1. HIV 感染者。

2. MRI 表现为脑内肿块，病灶可见坏死；病灶实质呈 T_2WI 稍低信号及扩散受限，增强后可见强化，呈"握拳样"。

思考题

1. HIV 相关非霍奇金淋巴瘤常见影像学表现是什么？

2. 病例分析　男性，34 岁，HIV 感染者。突发认知障碍和步态困难 1 周。患者头颅 MRI 表现见图 2-11-18。

（1）本例的影像学表现包括

　　A. 脑积水　　　　　B. 右侧额叶占位，病灶跨越中线　　　C. 脑膜增厚

　　D. 病灶不均匀性强化　　E. 脑室扩张

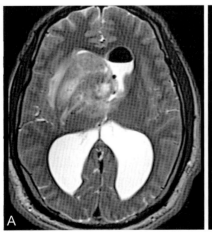
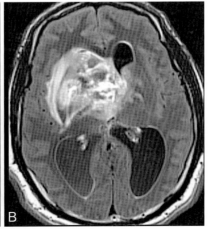

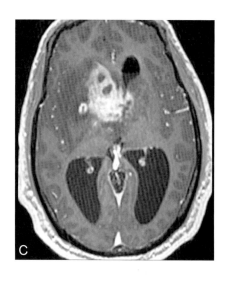

图 2-11-18 患者头颅 MRI 表现
（A～C）

（2）本病例的影像诊断最可能是

A. 结核分枝杆菌感染   B. 脑梗死

C. HIV 脑炎   D. 脑淋巴瘤

E. 弓形虫脑炎

病例分析答案：（1）ABCDE；（2）D

（施裕新）

七、卡波西肉瘤

学习目标

1. 掌握卡波西肉瘤的影像诊断要点。
2. 熟悉卡波西肉瘤的影像鉴别诊断、临床表现、实验室检查及确诊依据。

【临床概述】

卡波西肉瘤（Kaposi sarcoma，KS）是一种血管腔和梭形细胞增殖的淋巴血管增殖性疾病，是 AIDS 患者最常见的恶性肿瘤。卡波西肉瘤的发病率在 HIV 感染人群中呈下降趋势，约 15% 的 HIV 感染者发生卡波西肉瘤，可能与抗反转录病毒药物治疗有关。

卡波西肉瘤大体病理表现为肺实质内边界欠清的灰色结节。镜下可见病变以血管为中心分布，由小血管和任意排列的短束状无明显细胞异型和核分裂象的梭形细胞混合而成，结节灶常延伸至肺实质内。特征性表现为裂隙样间隙内无内皮细胞和红细胞。淋巴细胞和浆细胞散在分布，无明显肉芽肿。免疫组化显示 CD31 和 CD34 阳性。

卡波西肉瘤累及肺脏时，常已广泛转移，6%～45% 患者伴发黏膜、皮肤病。无黏膜、皮肤病的肺卡波西肉瘤亦可见。典型临床表现为咳嗽、咯血、呼吸困难、发热和盗汗，甚至呼吸衰竭，部分病例可无临床症状。

在 HIV 感染者中，约 45% 的皮肤卡波西肉瘤患者可合并胸部受累。卡波西肉瘤的患者多合并低 CD_4^+ T 淋巴细胞计数（<100 个 /μl）。

【影像诊断要点】

1. 肺卡波西肉瘤 CT 表现以肺结节和肺浸润两种模式共存为主要特点。

2. 特征性的 CT 表现为支气管血管束和小叶间隔呈结节状增厚，双肺对称性由肺门向肺外周呈放射状分布，边缘模糊。

3. HRCT 上小结节直径 1~2cm，常融合，有毛刺或棘突状边缘，呈"火焰样"（图 2-11-19）。结节周围出血时可出现"晕"征。

4. 部分患者可出现肺实变、胸腔积液，纵隔、肺门淋巴结肿大。

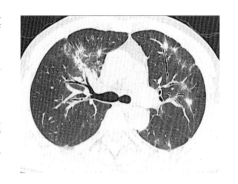

图 2-11-19 肺卡波西肉瘤 CT 表现
双肺多发"蟹足样""火焰样"斑片结节影。

【鉴别诊断】

1. **结核分枝杆菌感染** 影像学表现以粟粒样病灶及胸腔积液常见，肿大淋巴结可出现液化坏死，增强扫描淋巴结环形强化常见。

2. **马尔尼菲篮状菌感染** 纵隔、肺门淋巴结相对较大且密度均匀，轻度均匀强化常见。

3. **肺孢子菌肺炎** 磨玻璃样改变常见，肺门及纵隔淋巴结肿大少见。

4. **淋巴瘤** 鉴别较困难，必要时可以通过活检相鉴别。

【案例分析】

男性，50 岁。发现 HIV 感染 4 个月，进行性胸闷、气急 1 个月。体表皮肤可见多发结节。患者胸部 CT 表现见图 2-11-20。

■影像征象：

1. 双肺多发病变，可见多发结节、斑片影。

2. 多呈"火焰样"，可见部分病灶周围可见少许"晕"征。

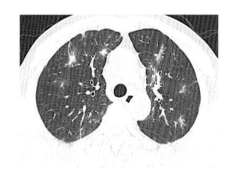

图 2-11-20 案例，CT 表现

■印象诊断：卡波西肉瘤。

■诊断要点：

1. HIV 感染者，体表多发结节。

2. 双肺多发病变，可见"火焰样"改变，伴少许"晕"征。

🌸 思考题

1. 卡波西肉瘤胸部的常见影像学表现是什么？

2. 卡波西肉瘤胸部表现需要与什么疾病相鉴别？

3. 病例分析 男性，49岁。诊断为 HIV 感染，表现为呼吸困难、咳嗽。患者胸部 CT 表现见图 2-11-21。

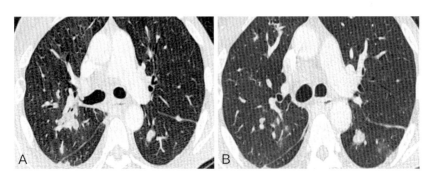

图 2-11-21 患者胸部 CT 表现（A、B）

（1）本病例的影像学表现包括

    A. 双肺多发病变   B. 含脂肪密度的结节

    C. 含钙化的结节   D. 伴有"晕"征的结节

    E. 磨玻璃影

（2）本病例的影像诊断最可能的是

    A. 结核分枝杆菌感染   B. 非结核分枝杆菌感染

    C. 耶氏肺孢子菌感染   D. 卡波西肉瘤

    E. 淋巴瘤

病例分析答案：（1）ADE；（2）D

（施裕新）

八、艾滋病相关性宫颈癌

▌学习目标

1. 掌握艾滋病相关性宫颈癌的影像诊断要点。

2. 熟悉艾滋病相关性宫颈癌的影像鉴别诊断、临床表现及确诊依据。

【临床概述】

    子宫颈癌好发于绝经前女性，是最常见的妇科恶性肿瘤之一，主要表现为阴道不规则出血、分泌物增多，晚期可出现疼痛、尿频、尿痛、血尿、便血或排便困难等。病理类型中鳞状细胞癌最多见，占90%以上，腺体分化或黏液分泌为病理诊断要点；其他类型包括腺癌、腺鳞癌、小细胞癌等。大体病理宫颈癌可分为糜烂型、外生型、内生型和溃疡型四种类型。镜下可分为不典型增生、原位癌、镜下早期浸润癌和鳞状上皮浸润癌四种类型。HPV感染是宫颈癌发生的重要危险因素。HPV是一种主要侵犯皮肤及黏膜鳞状上皮的小双股环状DNA病毒。HIV感染引起的免疫抑制提高了HPV相关的生殖器官肿瘤的发生率。HIV阳性妇女更易感染HPV，其感染概率为39.3%，而HIV阴性妇女感染HPV概率为13.9%。

【影像诊断要点】

1. CT　宫颈癌典型表现为子宫颈部结节或肿物，CT平扫为等密度，增强扫描肿瘤不均匀强化，密度低于邻近宫颈基质，其中可有更低密度区为瘤内坏死或溃疡。当宫旁脂肪组织密度增高，宫旁软组织内出现不规则增粗条索影或软组织肿物时，提示宫颈旁肿瘤浸润。癌肿可以侵及直肠或膀胱。通常以区域淋巴结短径大于1cm判断为转移。

2. MRI　平扫T_1WI为等信号，T_2WI多呈不均匀中高或高信号，DWI扩散受限明显，表现为明显高信号，瘤周常合并炎症及水肿。动态增强扫描多为早期强化，晚期对比剂廓清、信号明显低于正常宫颈基质，强化曲线呈流出型，而瘤周炎症表现为逐渐强化，水肿则无明显强化，可与肿瘤区分。肿瘤侵犯周围组织表现为相应部位出现肿瘤信号，正常结构中断。盆腔淋巴结转移表现为T_1WI呈中低信号，T_2WI转移淋巴结信号增高，应用脂肪抑制后可以清晰显示，增强扫描淋巴结强化。

【鉴别诊断】

1. 子宫内膜癌　宫颈癌向上侵犯子宫体时需要与子宫内膜癌侵犯宫颈相鉴别，可以根据肿瘤瘤体中心部位相区别，同时可采用宫颈刮片或CT、MRI增强扫描的强化方式鉴别。

2. 宫颈部平滑肌瘤　子宫增大、变形，病灶为单发或多发，边界清楚，CT呈等密度，T_1WI及T_2WI均呈低信号或T_2WI呈以低信号为主的混杂信号，增强扫描多与肌层强化程度一致。

3. 宫颈息肉　宫腔内长条形结节或肿物，T_2WI为中高信号，增强扫描呈渐进性强化，典型者强化程度低于子宫内膜，肿瘤较大者内见多发囊变区，增强扫描呈网格状改变。

4. 宫颈肉瘤　少见，包括平滑肌肉瘤、间质肉瘤和横纹肌肉瘤。影像学表现无明显特异性，如肿瘤生长迅速，体积大，侵犯范围广伴远处转移，则提示可能为肉瘤。

【案例分析】

女性，54岁。阴道不规则出血。实验室检查：HIV抗体阳性，CD_4^+ T淋巴细胞计数120个/μl。患者盆腔MRI表现见图2-11-22。

■影像征象：

1. 轴位及矢状位延迟增强图像，宫颈异常信号强化减退。

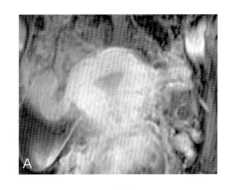

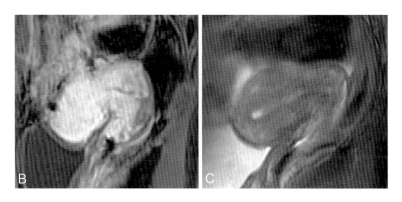

图 2-11-22　案例，MRI 表现（A~C）

2. 矢状位 T_2WI 示宫颈见稍高信号，侵犯宫颈纤维基质，未侵犯宫旁及阴道。

■ 印象诊断：艾滋病相关性宫颈癌。

■ 诊断要点：

1. AIDS 患者，HIV 抗体阳性，CD_4^+ T 淋巴细胞计数<200 个 /μl。

2. 宫颈癌典型影像学表现为 T_2WI 呈中高信号或高信号，动态增强扫描曲线呈流出型。

思考题

1. 宫颈癌主要的 MRI 表现有哪些?

2. 病例分析　女性，41 岁。因"阴道不规则出血半月余"入院。HIV 抗体阳性。患者盆腔 MRI 表现见图 2-11-23。

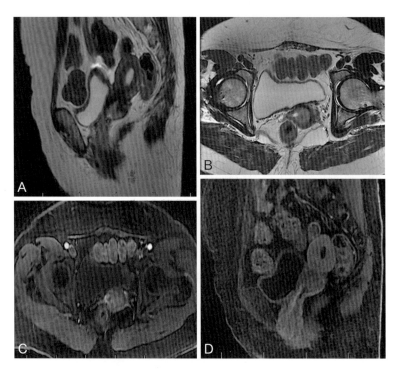

图 2-11-23　患者盆腔 MRI 表现（A~D）

（1）有关以上图像表述错误的是
    A. 病变主要位于宫颈处
    B. 病变主要位于子宫体
    C. 宫颈极度狭窄
    D. 病灶呈浸润性生长
    E. 晚期病灶仍可见明显强化

（2）本病例的影像诊断可能是
    A. 宫颈息肉
    B. 宫颈炎
    C. 宫颈癌
    D. 宫颈肌瘤
    E. 宫颈糜烂

病例分析答案：（1）E；（2）C

（曲金荣）

推荐阅读

[1] 李航，龚晓明，鲁植艳. 艾滋病进行性多灶性脑白质病的影像学表现及分期. 中华放射学杂志，2020，54（8）：759-762.

[2] 李晶晶，薛明，陈辉，等. SWI-ILSS及DWI在鉴别艾滋病相关中枢神经系统淋巴瘤与环形强化感染性病变的对比研究. 临床放射学杂志，2021，40（12）：2238-2242.

[3] 李逸攀，宋璐，史延斌，等. 艾滋病合并马尔尼菲蓝状菌感染患者胸部CT特征分析. 新发传染病电子杂志，2023，8（1）：35-38.

[4] "十三五"国家科技重大专项艾滋病机会性感染课题组. 艾滋病合并肺孢子菌肺炎临床诊疗的专家共识. 西南大学学报（自然科学版），2020，42（7）：49-60.

[5] 石秀东，黄诗雯，詹艺，等. AIDS合并马尔尼菲青霉菌感染的胸部CT表现. 放射学实践，2019，34（2）：143-146.

[6] 史延斌，曾莹婷，李逸攀，等. 原发性中枢神经系统淋巴瘤在免疫功能正常或低下患者的MRI成像特点. 新发传染病电子杂志，2023，8（2）：39-44.

[7] 熊文琴，刘芳，喻行莉，等. 中国HIV相关神经认知障碍患病率的Meta分析. 中国艾滋病性病，2021，27（5）：494-498.

[8] 徐晓倩，康立清，刘凤海. MRI评估宫颈癌盆腔淋巴结转移的研究进展. 磁共振成像，2023，14（10）：183-188.

[9] 郑雨婷，韩小雨，樊艳青，等. HIV感染者继发耶氏肺孢子菌肺炎的CT表现分析. 临床放射学杂志，2022，41（1）：70-74.

[10] 中国研究型医院学会感染与炎症放射专业委员会，中华医学会放射学分会传染病学组，北京影像诊疗技术创新联盟. 获得性免疫缺陷综合征相关耶氏肺孢子菌肺炎影像学诊断专家共识. 医学新知，2021，31（6）：405-409.

[11] BARRON K, OMIUNU A, CELIDONIO J, et al. Kaposi sarcoma of the larynx: a systematic review. Otolaryngol Head Neck Surg, 2023, 168(3): 269-281.

[12] BIZZARRI N, RUSSO L, DOLCIAMI M, et al. Radiomics systematic review in cervical cancer: gynecological oncologists' perspective. Int J Gynecol Cancer, 2023, 33(10): 1522-1541.

[13] CASTILHO J L, BIAN A, JENKINS C A, et al. CD4/CD8 ratio and cancer risk among adults with HIV.J

Natl Cancer Inst, 2022, 114(6): 854-862.

[14] CHANG C Y, ONG E L C. Lung abscess caused by *Rhodococcus equi* in a patient with advanced retroviral disease. Clin Case Rep, 2022, 10(7): e6073.

[15] CHEN P P, WEI X Y, TAO L, et al. Cerebral abnormalities in HIV-infected individuals with neurocognitive impairment revealed by fMRI. Sci Rep, 2023, 13(1): 10331.

[16] JIANG Y, LI J, QIN W, et al. Tuberculosis with cavities? Rapid diagnosis of *Rhodococcus equi* pulmonary infection with cavities by acid-fast staining: a case report. Front Public Health, 2022, 10: 982917.

[17] LI J, ZHOU H, LU X, et al. Preoperative prediction of cervical cancer survival using a high-resolution MRI-based radiomics nomogram. BMC Med Imaging, 2023, 23(1): 153.

[18] O'CONNOR E E, SULLIVAN E V, CHANG L, et al. Imaging of brain structural and functional effects in people with human immunodeficiency Virus. J Infect Dis, 2023, 227(Suppl 1): S16-S29.

[19] POIZOT-MARTIN I, BRÉGIGEON S, PALICH R, et al. Immune reconstitution inflammatory syndrome associated Kaposi sarcoma. Cancers (Basel), 2022, 14(4): 986.

[20] QI Y, WANG W, RAO B, et al. Value of radiomic analysis combined with diffusion tensor imaging in early diagnosis of HIV-associated neurocognitive disorders. J Magn Reson Imaging, 2023, 58(6): 1882-1891.

[21] WAGNER-LARSEN K S, HODNELAND E, FASMER K E, et al. MRI-based radiomic signatures for pretreatment prognostication in cervical cancer. Cancer Med, 2023, 12(20): 20251-20265.

[22] ZHU X L, TANG G X, LIU X Y, et al. CT findings of Talaromyces marneffei infection among HIV patients with lymphadenopathy. Front Med (Lausanne), 2022, 9: 930678.

第十二节　狂犬病

学习目标

熟悉狂犬病的影像学表现、鉴别诊断、临床表现、实验室检查及确诊依据。

【临床概述】

狂犬病（rabies）是由狂犬病毒引起的急性、进行性、不可逆转的致死性脑脊髓炎，是迄今为止致死率最高的急性传染病。

狂犬病前驱期症状不典型，表现类似感冒。急性神经期出现典型狂犬病症状，大部分患者处于高度兴奋状态，表现为恐水、怕风、发作性咽肌痉挛、多汗流涎等；少部分患者出现横断性脊髓炎或上升性脊髓麻痹等表现，如肌肉瘫痪、大小便失禁等。麻痹期患者渐趋安静，出现弛缓性瘫痪、昏迷，呼吸骤停。

病理变化主要为急性弥漫性脑脊髓炎，以脑边缘结构、基底节区、脑干、小脑、脑神经核、脊髓及神经根等为主，被感染的细胞中可检测出特征性的嗜酸性包涵体，称内基小体，具有诊断意义。

【影像诊断要点】

MRI 检查可见脑、脊髓内多发 T_1WI 低信号、T_2WI 高信号病灶，多位于与咬伤部位相对应的神经根、脊髓中央区、延髓、脑桥背侧、中脑、基底节区及脑边缘系统，部分病例可累及脑白质。由于患者的血 - 脑脊液屏障通常是完好的，所以增强后病变基本无强化。晚期部分病变可出现扩散受限，DWI 呈高信号，若局部血 - 脑脊液屏障破坏，增强后脑和脊髓病变可出现中等程度的强化，SWI 序列可见脑边缘系统及基底节区的低信号出血灶。在狂犬病的早期诊断中，CT 扫描几乎无临床意义。晚期患者可能会出现脑缺氧，在 CT 上表现为脑组织密度稍减低，脑沟、脑裂模糊，部分病例可发现高密度出血灶。

由于狂犬病疫苗的广泛使用，国内狂犬病病例少见。因狂犬病患者多畏光畏声，且病情进展迅猛，所以影像学资料难以获得，仅国外文献可见少量报道。

【鉴别诊断】

1. **急性播散性脑脊髓炎（acute disseminated encephalomyelitis，ADEM）** 为免疫介导的特发性炎症脱髓鞘疾病，患者多有前驱发热感染或疫苗接种史。病灶主要发生于脑白质、脑干及小脑，MRI 表现为脑白质内多发散在 T_1WI 低信号、T_2WI 高信号病灶，部分病灶垂直于侧脑室分布，增强后病灶呈点片状或环状强化。

2. **边缘性脑炎（limbic encephalitis，LE）** 是一种由病毒或免疫介导的脑炎，病变主要累及海马、杏仁核、岛叶及扣带回皮质等。

思考题

狂犬病的典型症状是什么？

（夏　爽）

推荐阅读

[1] BHAT M D, PRIYADARSHINI P, PRASAD C, et al. Neuroimaging findings in rabies encephalitis. J Neuroimaging, 2021, 31(3): 609-614.

[2] GOYAL K, BHAGWAT C, SUTHAR R, et al. Enigma of rabies: prolonged survival in a boy with rabies brachial plexitis and encephalomyelitis. Neurology India, 2020, 68(3): 673-676.

[3] MORADIYA K R, PATEL P Y, DALAL I. ^{18}F-FDG PET and MRI evaluation of paraneoplastic limbic encephalitis. Clin Nucl Med, 2023, 48(7): 617-619.

[4] SONG X, MA J. Clinical characteristics of myelin-oligodendrocyte glycoprotein antibody-positive pediatric autoimmune encephalitis without demyelination: a case series. Front Immunol, 2022, 13: 1050688.

第十三节　冠状病毒感染

一、严重急性呼吸综合征

> **学习目标**
>
> 1. 掌握严重急性呼吸综合征的影像诊断要点。
> 2. 熟悉严重急性呼吸综合征的影像鉴别诊断、临床表现、实验室检查及确诊依据。

【临床概述】

严重急性呼吸综合征（severe acute respiratory syndrome，SARS）又称传染性非典型肺炎，由 SARS 冠状病毒引起，主要通过飞沫传播，是一种急性呼吸道传染病。

SARS 的临床特点为前驱期长，进展迅速，致死致残率高。临床表现为发热、咳嗽、畏寒、肌痛、呼吸困难及头痛等，也可伴有腹泻、胸痛或胸膜炎等不典型表现。临床分期为早期（病初 1~7 天）、进展期（起病后 8~14 天）和恢复期（起病后 15~21 天）。怀疑 SARS 时，至少需要两个不同部位的临床标本检测阳性（如鼻咽分泌物和粪便），用聚合酶链式反应（polymerase chain reaction，PCR）检测。常见的实验室特征包括乳酸脱氢酶升高、低钙血症和淋巴细胞减少症。世界卫生组织推荐酶联免疫吸附试验（enzyme-linked immunoabsorbent assay，ELISA）或免疫荧光试验（immunofluorescence assay，IFA）对进展期和恢复期的血清标本进行平行检测，检测 IgG、IgM 或总抗体，其中任何一种抗体呈阳性或滴度 4 倍及以上升高，即可诊断为 SARS。

【影像诊断要点】

1. 影像分期

（1）初期：局灶性，单侧或双侧分布小片状或较大的片状 GGO（图 2-13-1）。

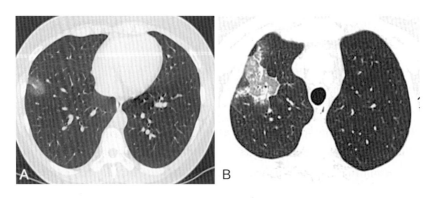

图 2-13-1　SARS 初期 CT 表现

A. 右肺下叶胸膜下类圆形磨玻璃影，其内见扩张血管影；B. 病程第 3 天，右肺上叶小叶融合状磨玻璃影。（图片由首都医科大学附属北京佑安医院提供）

（2）进展期：由单侧发展为双侧，1 个肺野发展为多个肺野，小片状影变为大片状、多发、弥漫性，各种形态病变同时存在（图 2-13-2）。

（3）恢复期：病变吸收缩小，密度逐渐减低或消失（图 2-13-3）。

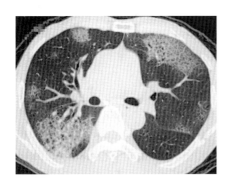

图 2-13-2　SARS 进展期 CT 表现
病程第 7 天，双肺多发磨玻璃影，呈"铺路石"征改变。

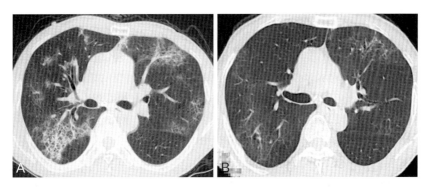

图 2-13-3　SARS 恢复期 CT 表现（与图 2-13-2 为同一病例）
A. 病程第 16 天，双肺磨玻璃影吸收消散；B. 病程第 25 天，双肺磨玻璃影明显吸收，局部见纤维条索影。（图片由首都医科大学附属北京佑安医院提供）

2. 常见征象

（1）"铺路石"征。

（2）"花朵"征：间质渗出密度较淡，呈磨玻璃密度，外形似花朵。

【鉴别诊断】

1. **病毒性肺炎**　病毒性肺炎以间质病变为主，病灶常以弥漫、多灶性分布为主，在弥漫性病灶中常可见小叶间隔增厚和小叶内间隔增厚，严重者出现弥漫性肺泡损伤时可见实变。

2. **细菌性肺炎**　多表现为大片状实变，一般抗感染治疗有效。

思考题

SARS 的影像分期及各期表现是什么？

（陈翔宇）

二、新型冠状病毒感染

学习目标

1. 掌握新型冠状病毒感染的典型影像学表现。
2. 熟悉特殊人群新型冠状病毒感染的影像学表现，以及新型冠状病毒感染的影像鉴别诊断、临床表现及实验室确诊依据。

【临床概述】

新型冠状病毒感染是由新型冠状病毒（SARS-CoV-2）引起的以肺部炎症性病变为主的急性传染病，也可引起消化系统、神经系统等损害，并出现相应症状。传染源主要是新型冠状病毒感染的患者和无症状感染者，在潜伏期即有传染性，发病后 5 天内传染性较强。主要通过呼吸道飞沫和密切接触传播，在相对封闭的环境中长时间暴露于高浓度气溶胶情况下存在经气溶胶传播的可能。人群普遍易感。

新型冠状病毒感染以发热、干咳、乏力为主要表现。临床分为轻型、普通型、重型和危重型。多数患者预后良好，少数患者病情危重，多见于老年人、有慢性基础疾病者、晚期妊娠和围产期女性、肥胖人群。儿童病例症状相对较轻。实验室检查外周血白细胞计数正常或减少，淋巴细胞减少，多数患者 C 反应蛋白和红细胞沉降率升高，降钙素原正常。重型、危重型患者可见 D- 二聚体升高、外周血淋巴细胞进行性减少，炎症因子升高。确诊依靠病毒核酸检测、基因测序、新型冠状病毒特异性 IgM 抗体和 IgG 抗体检测。

【影像诊断要点】

1. **典型表现**　双肺外带胸膜下可见多发磨玻璃影（GGO），其内可见增粗的血管影及支气管穿行，支气管壁可轻度增厚，病灶内常伴小叶内间隔增厚。

2. **影像分期**

（1）早期：双肺病灶呈单发或多发，肺外周或胸膜下多见，多位于中下肺野，多表现为胸膜下小叶性、楔形或扇形病灶，尖端指向肺门，也可表现为斑片状或类圆形密度增高影。早期多呈 GGO，密度浅淡，亦可呈网格状影；随着病变进展，GGO 密度可逐渐增高，其内可见增粗的支气管血管束，或局部伴有小叶内间隔增厚（图 2-13-4）。若早期 CT 仅以局部胸膜下 GGO 为首发表现，胸部 X 线检查常难以显示，容易漏诊病灶。

（2）进展期：GGO 病灶范围逐渐增大，密度增高，可部分融合成小叶状，也可广泛融合呈带状或大片状，其内可见增厚的支气管壁、增粗的支气管血管束，病灶内伴小叶内间隔增厚时，可呈网格状影或 "铺路石" 征（图 2-13-5）。病变呈双侧非对称性分布，并以胸膜下分布为主，呈楔形或扇形，多见于肺底及背侧胸膜下区，部分病变分布于支气管血管束周围。实变病灶可表现为软组织密度影或条索状致密影，病灶分布呈节段性或小叶性。胸腔积液、纵隔及肺门淋巴结增大等表现在无基础疾病的患者中比较少见。

（3）重症期：多表现为双肺弥漫分布的病变，少数病变可表现为 "白肺"；病变多以实变为主，可合并 GGO，病灶内可见空气支气管征及多发条索影（图 2-13-6）。病灶范围在 48 小时内

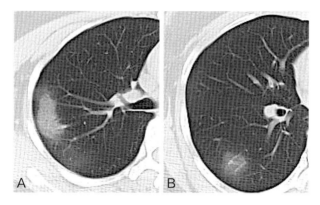

图 2-13-4 新型冠状病毒感染早期肺部 CT 表现

A、B. 右肺外周带胸膜下可见磨玻璃影，呈扇形、斑片状，扇形的尖端指向肺门，病灶内可见增粗的血管束，其内小叶内间隔稍增厚。

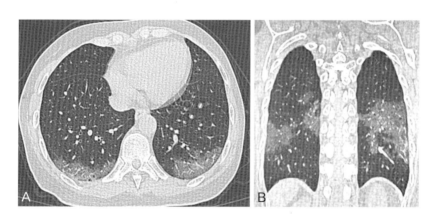

图 2-13-5 新型冠状病毒感染进展期肺部 CT 表现

A、B. 双肺下叶胸膜下多发磨玻璃影，部分融合成片状，其内可见增粗的血管及厚壁的支气管穿行，其内伴有小叶内间隔增厚，呈"铺路石"征。

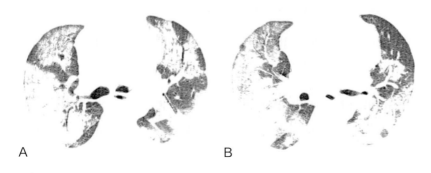

图 2-13-6 新型冠状病毒感染重症期肺部 CT 表现

A、B. 双肺病变呈弥漫性分布，以实变为主，内可见空气支气管征。

可增加 50%，可伴双侧胸腔积液。

（4）转归期：病变范围逐渐缩小，密度逐渐浅淡，肺实变病灶可逐渐吸收、消散，部分病灶可完全吸收，当病灶吸收不完全时可残存纤维条索影（图 2-13-7）。肺部的影像学表现变化通常迟于临床症状的改善。部分患者于该期病情可出现反复，表现为病灶增多、范围增大，部分患者还可出现新发病灶。

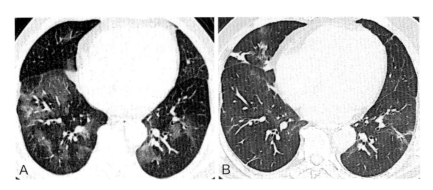

图 2-13-7　新型冠状病毒感染转归期肺部 CT 表现

A. 双肺多发斑片状及小片状磨玻璃影；B. 治疗 1 周后复查，双肺病变减少、范围缩小，并可见纤维条索影。

3. 常见征象

（1）"铺路石"征：表现为片状或斑片状磨玻璃影，其内可见小叶内和 / 或小叶间隔增厚（图 2-13-8）。

（2）"白肺"：双肺表现为大片状实变，病灶内可见空气支气管征（图 2-13-9）。

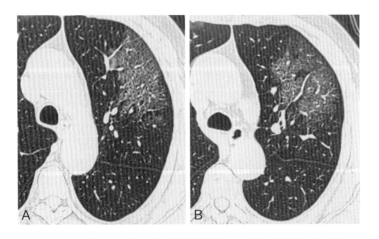

图 2-13-8　新型冠状病毒感染的肺部 CT 表现（"铺路石"征）

A、B. 左肺上叶片状磨玻璃影，其内伴小叶内间隔增厚，呈"铺路石"征。

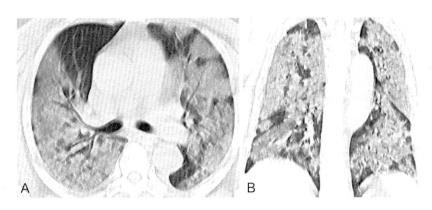

图 2-13-9　新型冠状病毒感染的肺部 CT 表现（"白肺"）
A、B. 双肺可见大片状实变，其内可见空气支气管征。

4. 特殊人群影像学表现

（1）婴幼儿、儿童和青少年：轻型患儿影像学可表现为正常或无明显异常。部分患儿以类支气管肺炎改变为主，表现为增厚的细支气管壁、小叶中央性结节及磨玻璃密度小结节（图 2-13-10）。病灶较小，且范围比较局限，GGO 和斑片状影多见，与成人相比较"铺路石"征和"白肺"更少见。青少年影像学表现与成年人相似。

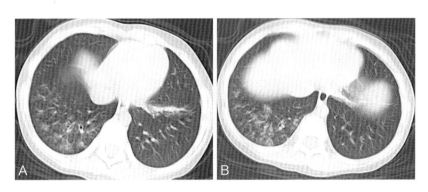

图 2-13-10　新型冠状病毒感染的肺部 CT 表现（儿童）
男性，4 岁。发热、咳嗽 5 天。右肺下叶多发斑片状磨玻璃影，病灶分布于血管支气管束周围，左肺下叶可见条状实变（A、B）。

（2）妊娠期：由于妊娠期孕妇体内免疫及内分泌等变化，孕妇对病毒的敏感度较高，病变进展较快，多表现为实变密度，以双肺中下叶多见（图 2-13-11）。

（3）老年人：多表现为 GGO，病灶常多发，多位于双肺外周带或胸膜下，多见于下肺野。当病变伴有小叶间隔及小叶内间隔增厚时，病灶可呈"铺路石"征。病变进展成重症时，可表现为双肺弥漫性实变密度，呈"白肺"。

（4）合并基础疾病者：病变早期表现以间质性改变为主，包括小叶内间隔增厚和小叶间隔增厚，其中多见小叶内间隔增厚，部分病灶可呈"铺路石"征。其次表现为混杂密度（GGO 与实变混杂）和 GGO，部分患者可伴有实变。进展期病变的间质性改变逐渐明显，分布范围逐渐扩大，大部分病变可超过 3 个肺叶（图 2-13-12）。与无基础疾病者相比，合并基础疾病者发生胸腔积液的比例增高。与无基础疾病者相比，病灶的转归期较长，病变吸收速度缓慢。

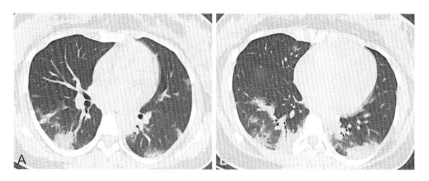

图 2-13-11　新型冠状病毒感染的肺部 CT 表现（妊娠期）
女性，26 岁，孕 28 周。因"发热"就诊。双肺散在斑片及片状实变，以外周带胸膜下分布为主，其内可见空气支气管征（A、B）。

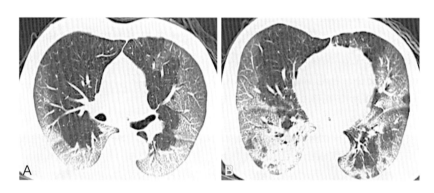

图 2-13-12　新型冠状病毒感染的肺部 CT 表现（合并基础疾病者）
男性，73 岁。有糖尿病病史。双肺多发片状磨玻璃影，以外周带胸膜下区分布为主，多个肺叶受累，部分病变呈实性密度，其内可见空气支气管征（A、B）。

（5）无症状感染者：部分无症状感染者的胸部 CT 表现可为阴性。病变累及肺叶的范围较小，以肺外带或胸膜下分布多见（图 2-13-13）。无症状感染者在转归早期，病灶吸收较快，由中心向周围逐渐开始吸收，病变范围转为以外围分布为主。病变进展及好转均较快，病程较短。

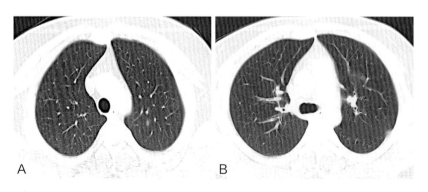

图 2-13-13　新型冠状病毒感染的肺部 CT 表现（无症状感染者）
A、B. 左肺上叶少许磨玻璃影，呈斑片状，病灶累及范围小、数量少。

【鉴别诊断】

1. **其他病毒性肺炎** 病毒性肺炎多表现为肺间质改变，CT多表现为GGO、小叶间隔增厚、实变、"树芽"征或纤维条索影等。病毒性肺炎的影像学表现多类似，诊断及鉴别诊断时常需结合患者的临床症状、流行病学及实验室检测，确诊则依赖于病原学的检测。

2. **支原体肺炎** 好发于儿童和青少年，病灶常沿支气管血管束分布，可见增厚的支气管壁，支气管周围可散在炎症，可见GGO、小叶中心性结节、"树芽"征等表现。实验室检测支原体抗体阳性。

3. **细菌性肺炎** 多表现为叶、段或亚段支气管的实性密度增高影，其内可见空气支气管征。实验室检查白细胞计数升高，应用抗生素治疗后效果好，病灶减轻，患者临床症状减轻。

4. **过敏性肺炎** 急性期多表现为GGO和小叶中央性结节，亚急性期多表现为GGO、弥漫性小结节、肺通气灌注不均匀呈"马赛克"征、呼气相空气潴留等，慢性期以纤维化为主要表现，可伴支气管牵拉性扩张、纤维网状改变等。病史多有饲鸟史或有职业暴露史。

5. **血管炎** 多表现为双肺多发结节病灶，部分病灶内可伴空洞，肺血管周围受累（即"滋养血管"征），以双肺中内带多见，可伴"晕"征或"反晕"征表现。临床可表现为咯血，常见胸腔积液。实验室检查可见胞浆型抗中性粒细胞胞浆抗体（cytoplasm anti-neutrophil cytoplasmic antibodies，cANCA）阳性，有助于血管炎的诊断。

6. **隐源性机化性肺炎** 常表现为双侧胸膜下GGO或实变，呈斑片状，内可见空气支气管征，部分病变呈"反晕"征表现，即病变中心GGO被边缘环形或新月形实变包绕，病变可呈游走性。

7. **急性嗜酸性粒细胞性肺炎** 表现为双肺弥漫分布的间质性、肺泡性或混合性密度增高影，常伴少量胸腔积液，可双侧或单侧。实验室检查外周血或支气管肺泡冲洗液中可见嗜酸性粒细胞显著升高。

【案例分析】

男性，43岁。发热5天，咽痛、咳嗽2天。实验室检查：WBC 6.37×10^9/L，NEUT% 73%，CRP 87.6mg/L。患者胸部CT表现见图2-13-14。

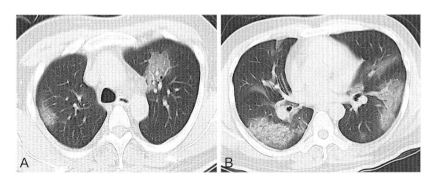

图2-13-14 案例，CT表现（A、B）

■影像征象：

1. 双肺多发 GGO。

2. 病变内可见增粗血管及厚壁支气管穿行。

3. 小叶内间隔增厚。

■印象诊断：新型冠状病毒感染（进展期）。

■诊断要点：

1. 白细胞计数降低，中性粒细胞计数升高。

2. 新型冠状病毒感染典型影像学表现为双肺胸膜下多发 GGO，其内可见增粗血管及厚壁支气管穿行，伴小叶内间隔增厚。

思考题

1. 新型冠状病毒感染的典型影像学表现是什么？

2. 新型冠状病毒感染的影像分期及各期肺部的表现是什么？

3. 病例分析　男性，51 岁。乏力 1 周，食欲差，咳嗽 2 天，发热 1 天。实验室检查：WBC 5.5×10^9/L。患者胸部 CT 表现见图 2-13-15。

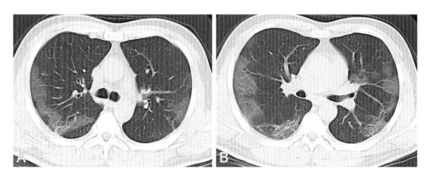

图 2-13-15　患者胸部 CT 表现（A、B）

（1）本病例的影像学表现包括

    A. GGO   B. 空气支气管征

    C. "铺路石" 征   D. 肺气肿

    E. "树芽" 征

（2）本病例的影像诊断可能是

    A. 支原体肺炎   B. 细菌性肺炎

    C. 过敏性肺炎   D. 新型冠状病毒感染

    E. 隐源性机化性肺炎

（3）以下疾病的影像学表现错误的是

    A. 新型冠状病毒感染的肺部表现为双肺胸膜下多发 GGO

    B. 支原体肺炎表现为双侧胸膜下斑片状 GGO 或实变，可见游走性表现

    C. 隐源性机化性肺炎表现为病灶以沿支气管分布为主，支气管壁增厚、支气管周围炎

    D. "铺路石" 征是新型冠状病毒感染的肺部典型影像学表现

    E. 过敏性肺炎表现为双肺片状或弥漫 GGO、马赛克灌注及呼气相空气潴留

病例分析答案：（1）AC；（2）D；（3）BC

（殷小平）

推荐阅读

[1] CHU W T, REZA S M S, ANIBAL J T, et al. Artificial intelligence and infectious disease imaging. J Infect Dis, 2023, 228(Suppl 4): S322-S336.

[2] LIU L, SONG W, PATIL N, et al. Predicting COVID-19 severity: Challenges in reproducibility and deployment of machine learning methods. Int J Med Inform, 2023, 179: 105210.

[3] YE Z, ZHANG Y, WANG Y, et al. Chest CT manifestations of new coronavirus disease 2019 (COVID-19): a pictorial review. Eur Radiol, 2020, 30(8): 4381-4389.

第十四节　猴痘

学习目标

1. 熟悉猴痘并发症的影像学表现、鉴别诊断。
2. 了解猴痘的临床表现和流行病学。

【临床概述】

猴痘（monkeypox，MPX）是由猴痘病毒（*monkeypox virus*，MPXV）感染所致的人兽共患病，临床上主要表现为发热、皮疹和淋巴结肿大。

猴痘病毒是对人类致病的4种正痘病毒属成员之一。既往接种过天花疫苗者对猴痘病毒存在一定程度的交叉保护力，因此未接种过天花疫苗的人群对猴痘病毒普遍易感。人类可通过直接接触（性接触或皮肤接触）、呼吸道飞沫或接触该病毒的污染物而感染MPXV。猴痘通常是一种自限性疾病，症状持续2~4周，但也可能会发展为严重病例。HIV感染者为MPXV感染的高风险人群，也是导致疾病进展的高危因素，部分HIV感染者合并猴痘临床症状严重，病死率高。临床主要表现为发热、皮疹和浅表淋巴结肿大。2022年有报道，皮疹多见于生殖器区和肛周。部分患者可出现并发症，包括肺炎、皮肤及软组织感染、脑炎、角膜感染及直肠炎等。

实验室检查，外周血白细胞计数、中性粒细胞计数正常或升高，C反应蛋白和降钙素原升高。部分患者可出现肝脏转氨酶升高、血尿素氮降低和低蛋白血症等。通过病原学检查和核酸扩增检测，皮疹、疱液、痂皮、口咽或鼻咽分泌物等标本中可检出猴痘病毒核酸阳性，或在3级及以上生物安全实验室进行标本的病毒培养可分离到猴痘病毒。

【影像诊断要点】

猴痘可并发细菌性肺炎、脑炎等，亦可见直肠炎、肛管炎等病变。

1. **细菌性肺炎**　X线和CT表现为双肺多发GGO和实变，病变内可见空气支气管征。常见胸腔积液。

2. **肛管直肠炎**　CT和MRI可见肛管及直肠管壁增厚、管腔狭窄，直肠周围淋巴结肿大，会阴水肿，腹水。合并肠梗阻者还可见腹部膨隆，胃及肠管扩张，其内可见多发气-液平面。

3. **淋巴结肿大**　可见腹股沟、颈部和腋窝淋巴结肿大。

【鉴别诊断】

1. 猴痘需要与水痘、带状疱疹、单纯疱疹和麻疹等发热出疹性疾病及皮肤细菌感染、梅毒等鉴别，根据其病史、临床表现和出疹顺序不难鉴别。

2. 以肺结节为主要影像学表现的猴痘需要与结核球、隐球菌肺炎、肺转移瘤等相鉴别，结合病史、临床表现和实验室检查，不难鉴别。

3. **直肠癌**　结合患者临床病史、实验室检查，可资鉴别。

思考题

猴痘引起的直肠炎和直肠癌的鉴别要点是什么？

（李　莉）

文献阅读

[1] 廖春晓，王波，吕筠，等. 2022年猴痘流行特点及研究进展. 中华流行病学杂志，2023，44（3）：486-490.

[2] 廖树心，张勇. 人感染猴痘病毒流行概况及其诊断和治疗研究进展. 中国病毒病杂志，2023，13（4）：304-309.

第三章　细菌感染

第一节　猩红热

【临床概述】

猩红热（scarlet fever）是由 A 群乙型溶血性链球菌产生的外毒素所引起的一种急性呼吸道传染病。细菌主要通过飞沫传播，多见于 3 岁以上儿童，冬春季高发。

A 群乙型溶血性链球菌常侵犯上呼吸道黏膜上皮等浅表部位，引起儿童急性咽炎、急性扁桃体炎等疾病。病原菌产生的毒素和酶吸收入血，则引起全身中毒症状。患者起病急骤，以发热、咽峡炎、全身弥漫性猩红色样皮疹和疹退后皮肤脱屑为特征。当溶血性链球菌进入机体后，一方面造成咽喉部和扁桃体等处的急性发炎；另一方面则是细菌毒素引起的全身中毒反应。除全身皮肤出现朱红色疹外，还可累及胃肠道、肾脏、心肌、关节等多个部位，严重影响儿童的生活质量。临床上根据流行病学资料、典型临床表现，经过细菌培养和免疫荧光法检出 A 群乙型溶血性链球菌者可确诊。

【影像诊断要点】

由于预防工作的普及，猩红热发病率明显降低，而且临床表现多较轻，因此影像检查常表现为阴性。但若有并发症，则可因脏器病损，有不同的影像学表现。

1. **肺炎**　临床上可出现发热、咳嗽、气喘、呼吸困难，胸部 X 线检查和 CT 表现为双肺充气不均，肺内出现条絮状或斑片状的实质性或间质性炎症表现（图 3-1-1）。

2. **风湿性关节炎**　患病第 2 周后若合并风湿热，患儿可并发风湿性关节炎，四肢及全身关节呈游走性疼痛。在影像上则有手、足小关节多发对称性梭形软组织肿胀，或出现骨侵蚀和 / 或骨质疏松表现。

3. **风湿性心脏病**　胸部 X 线检查显示肺淤血、心影增大。CT 和 MRI 能够显示心房、心室大小和心腔内部结构的相应变化。

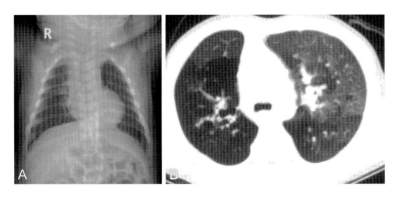

图 3-1-1 猩红热肺炎

A. 胸部 X 线检查示双肺纹理增多、模糊，肺内中带见少许条絮影，心影丰满，心尖部圆钝；B. CT 示双肺充气不均匀，见广泛的磨玻璃影和广泛片状致密影，以左肺为著。

【鉴别诊断】

A 群乙型溶血性链球菌侵犯人体时，可呈多系统受累征象，诊断时应予以注意。

1. **风湿性肺病** 影像学表现无特异性，主要表现为双肺纹理增多，肺内可见大小不一的片状密度增高影，呈小叶状、节段性或融合成大片状，以中下肺野为多，也可对称分布。抗感染效果不佳，激素治疗效果显著。

2. **急性化脓性骨髓炎** 早期长骨干骺端骨小梁模糊、骨质疏松，当髓腔内逐渐形成脓肿时，骨松质内开始出现细小斑片状骨质破坏区；随脓肿的扩展、增多，骨质破坏区可融合，可沿骨髓腔蔓延至整个骨干，并累及骨皮质。

3. **急性肾盂肾炎** A 群乙型溶血性链球菌作为一种革兰氏阳性菌，可随血液循环累及肾脏。CT 平扫可见肾脏密度正常，注射对比剂后，肾皮质被感染部分表现为不均匀的斑状或条纹状密度减低区；也可见从肾盏向肾脏边缘呈扇状分布的病灶区域。

【案例分析】

男性，3 岁 6 个月。全身皮肤潮红、丘疹 3 天，伴发热 2 次，最高体温 38.5℃。患儿从面部开始出现皮疹，逐渐累及躯干、腹股沟、四肢、手足，表现为潮红基础上针尖大小的丘疹，融合成片，触之有砂粒感，伴瘙痒。双侧颈部可触及 2 个直径约 0.5cm 的淋巴结，可活动，无压痛。随之出现咳嗽，呼吸困难。患者胸部 CT 表现见图 3-1-2。

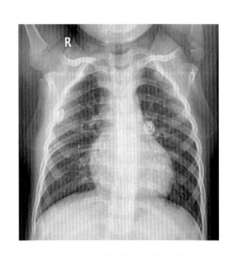

图 3-1-2 案例，X 线胸片

- 影像征象：双肺内中带条絮状模糊影。
- 印象诊断：
1. 猩红热样红斑。
2. 虫咬性皮炎。
3. 肺炎。

■ 诊断要点：

1. 患儿从面部开始出现皮疹，逐渐累及躯干、腹股沟、四肢、手足，表现为潮红基础上针尖大小的丘疹，融合成片，触之有砂粒感，伴瘙痒。

2. 患儿伴有发热，最高体温 38.5℃。

3. X 线胸片示双肺内、中带条絮状模糊影，提示肺炎。

■ 思考题

1. 猩红热的典型影像学表现是什么？

2. 猩红热累及其他系统时需要与哪些疾病进行鉴别？

（徐 晔）

■ 推荐阅读

[1] 董志平，黄秀香，安西全，等. 麻疹、手足口病和猩红热患儿的 CRP 和 PCT 水平分析及临床价值. 标记免疫分析与临床，2019，26（1）：28-31，51.

[2] 符宏建，邝兆威，张恒恒，等. 40 例儿童猩红热病的临床表现及病原学检测结果分析. 罕少疾病杂志，2019，26（3）：61-63.

[3] HERDMAN M T, CORDERY R, KARO B, et al. Clinical management and impact of scarlet fever in the modern era: findings from a cross-sectional study of cases in London, 2018—2019. BMJ Open, 2021, 11(12): e057772.

[4] CUI J, ZHANG Y, GE H, et al. Patterns in the incidence of scarlet fever among children aged 0—9 years-China, 2010—2019. China CDC Wkly, 2023, 5(34): 756-762.

第二节 白喉

学习目标

了解白喉的影像鉴别诊断、临床表现、实验室检查、确诊依据，以及白喉杆菌合并其他病原体感染的影像学表现。

【临床概述】

白喉（diphtheria）是由白喉棒状杆菌（*Corynebacterium diphtheriae*）引起的急性呼吸道传染病，以局部假膜形成为临床特征，机体因强烈外毒素进入血液循环引起全身性症状，尤以心肌、神经、肾脏及肾上腺损害显著。

白喉主要表现为局部纤维素性炎症、神经组织及内脏中毒，引起神经传导功能被破坏和中毒性神经炎。侵犯心肌时，可致局限性或弥漫性的心肌纤维化。在呼吸系统则多引起鼻、咽、喉等上呼吸道及气管和支气管的白喉，导致肺炎、肺不张、代偿性肺气肿等，按病情轻重可分为轻型、普通型、重型和极重型。

【影像诊断要点】

1. **肺炎**　与一般感染性肺炎相同，表现为斑片状、点片状、条絮状模糊影。
2. **中毒性心肌炎**　可有心脏增大，心功能减弱，造成右心衰竭时，有肺淤血及肝脾肿大。

【鉴别诊断】

白喉杆菌侵犯人体系统时，最常累及循环系统，诊断时应予以注意。

1. **扩张型心肌病**　各房室均有扩大，以左心室扩大更显著，心室壁厚度基本正常，但心室收缩功能下降。
2. **肥厚型心肌病**　心室壁肥厚，以累及左心室及室间隔居多，可分为梗阻性和非梗阻性，心室收缩功能强，但舒张功能差。

思考题

1. 白喉累及呼吸系统时的典型影像学表现是什么？
2. 白喉致中毒性心肌炎时有哪些表现？

（徐　晔）

推荐阅读

[1] 蔡梦瑶，刘宏博，杨晓明. 白喉流行及免疫现状. 中国生物制品学杂志，2023，36（1）：112-118.
[2] 沈丹丹，刘妍，胡娟，等. 一例无毒力白喉棒状杆菌携带者的临床特征和病原学诊断分析. 现代检验医学杂志，2021，36（4）：132-135，170.

第三节　炭疽

学习目标

了解炭疽的病理过程、胸部影像特点和临床表现。

【临床概述】

炭疽（anthrax）是炭疽杆菌（*Bacillus anthracis*）引起的人畜共患急性传染病，因可引起皮肤炭疽局部病灶的血性焦痂黑色如炭，故称炭疽。炭疽杆菌可以通过呼吸道吸入或胃肠道摄入而感染。炭疽毒素是致病的主要因素。炭疽病理生理反应与病程长短有直接关系，短者可在 48 小时内由败血症引起的呼吸衰竭而猝死；或于颈、腹部、眼睑等皮下疏松结缔组织引起血性胶样水肿等。

临床主要分为皮肤炭疽、肺炭疽、肠炭疽三种类型，均可伴发败血症。皮肤接触感染多在四肢、头面、颈等裸露部位表现为皮肤炭疽痈和恶性水肿；少量经口感染者表现为消化道黏膜水肿和淋巴结肿大；呼吸道吸入感染者致下呼吸道水肿，肺门和纵隔淋巴结肿大，出现咳嗽加重、呼吸困难，肺部可闻及散在细湿啰音。

可通过采集患者病灶分泌物、痰液、粪便、血液样本，进行传统的细菌学检查和血清免疫学检查来诊断炭疽，也可应用核酸检测和快速诊断技术诊断，但只有分离到炭疽杆菌才是确诊的最后依据。

炭疽的治疗原则主要是早期诊断、早期治疗；杀灭体内细菌，中和体内毒素；抗生素与抗血清联合运用；防止呼吸衰竭和并发炭疽脑膜炎。

【影像诊断要点】

CT 和 MRI 是用于检出炭疽并发症的有效检查手段，其表现因炭疽杆菌侵入方式的不同而不同。

1. **脑膜炎**　CT 表现为灰、白质交界区的出血病灶，增强扫描显示弥漫性软脑膜强化。

2. **肺炭疽**　胸部 X 线检查及 CT 示纵隔增宽，纵隔和肺门淋巴结肿大，可伴胸腔积液、肺水肿、肺炎及肺内积气。

3. **肠炎**　腹部 X 线检查或 CT 可显示肠腔明显积气、积液、肠壁增厚和腹水。

4. **皮肤炭疽**　MRI 显示超出病变范围的软组织明显弥漫性肿胀。

【鉴别诊断】

1. **大叶性肺炎**　肺炭疽应与大叶性肺炎鉴别。大叶性肺炎以肺叶、肺段实变为主，而肺炭疽肺内病变性质多种多样，结合临床和实验室检查不难鉴别。

2. **化脓性脑膜炎**　有急性发热和脑膜刺激征。CT 平扫示脑沟、脑池密度增高，脑回之间界限模糊，增强扫描脑表面有细条或脑回状强化。

3. **胸内淋巴结结核**　胸内淋巴结结核由于淋巴结内干酪样坏死严重，当原发病灶完全吸收时，纵隔和 / 或肺门淋巴结肿大是其重要表现。

4. **小肠梗阻**　可根据小肠扩张、积液、积气且结肠无气体的征象进行诊断。

思考题

1. 炭疽的病原菌是什么？临床特点有哪些？
2. 炭疽的胸部影像表现有哪些？应与哪些疾病鉴别？

（徐　晔）

推荐阅读

[1] 陈春枝，刘锋，李爽，等. 北京市一起输入性肺炭疽疫情控制的探讨与思考. 中国人兽共患病学报，2022，38（8）：740-743.

[2] KUTMANOVA A, ZHOLDOSHEV S, ROGUSKI K M, et al. Risk factors for severe cutaneous anthrax in a retrospective case series and use of a clinical algorithm to identify likely meningitis and evaluate

treatment outcomes, Kyrgyz Republic, 2005—2012. Clin Infect Dis, 2022, 75(Suppl 3): S478-S486.

[3] KAHKOUEE S, KHABBAZ S S, KESHAVARZ E, et al. Diagnostic triad of pulmonary anthracofibrosis in spiral CT scan—a retrospective study. Pol J Radiol, 2019, 84: e234-e239.

第四节　细菌性痢疾

> **学习目标**
>
> 1. 掌握细菌性痢疾的影像诊断要点。
> 2. 熟悉细菌性痢疾的影像鉴别诊断、临床表现及实验室检查。

【临床概述】

细菌性痢疾（bacillary dysentery）简称"菌痢"，又称志贺菌病（shigellosis），是志贺菌属引起的急性肠道传染病；以结肠化脓性炎症为主要病变，以腹痛、腹泻、里急后重、脓血便为主要表现，重者出现休克、昏迷、呼吸衰竭。

根据病程长短和病情轻重菌痢可以分为急性和慢性。急性菌痢根据毒血症及肠道症状分为普通型（典型）、轻型（非典型）、重型和中毒型。菌痢反复发作或迁延不愈达2个月以上者即为慢性菌痢，根据临床表现可以分为慢性迁延型、急性发作型和慢性隐匿型。临床多有发热及毒血症状，腹痛严重，里急后重，腹泻每天十余次或数十次，且多出现左下腹压痛。

菌痢的病理变化主要发生于大肠，以乙状结肠和直肠为主，严重者可以累及整个结肠及回肠末端。急性菌痢的典型病变过程为初期急性卡他性炎，随后出现特征性假膜性炎和溃疡，最后愈合。肠道严重感染可引起肠系膜淋巴结肿大，肝、肾等实质脏器损伤。菌痢发生频繁的腹泻，致使正常肠蠕动节律紊乱，肠蠕动增强，加之解剖结构等因素可导致肠套叠发生。亦可并发肠穿孔、阑尾炎等急腹症。中毒性菌痢肠道病变轻微，突出的病理改变为大脑及脑干水肿、神经细胞变性。慢性菌痢可出现肠黏膜水肿和肠壁增厚，肠黏膜溃疡不断形成和修复，导致瘢痕和息肉形成，少数病例出现肠腔狭窄。粪便镜检有大量白细胞（＞15个/高倍视野）、脓细胞及红细胞即可诊断。确诊依赖于病原学检查。

【影像诊断要点】

1. **X线**　慢性菌痢患者，钡剂灌肠X线检查可见肠道痉挛、动力改变、袋形消失、肠腔狭窄、肠黏膜增厚或呈节段状。

2. **CT**　并发肠套叠时，CT常见的直接征象包括套入部与鞘部呈"靶"征、"双肠管"征和"血管卷入"征等；间接征象包括肠壁增厚、肠管扩张和/或梗阻、腹腔积液、淋巴结肿大等。

3. **MRI**　脑型中毒性菌痢以白质受累为主，表现为大脑半球白质弥漫性对称性肿胀，表现为广泛皮质下白质呈 T_1WI 低信号、T_2WI 高信号，DWI 扩散受限。

【鉴别诊断】

1. **阿米巴痢疾** 急性菌痢需要与阿米巴痢疾相鉴别。阿米巴痢疾多无发热，毒血症症状少，腹痛轻，无里急后重，每天腹泻数次，典型者粪便呈果酱样，多为右下腹压痛。易并发肝脓肿，超声和 CT 检查有助于诊断。镜检可见阿米巴滋养体。

2. **肠结核** 慢性菌痢需要与肠结核相鉴别。肠结核多继发于肺结核，有午后低热及盗汗等症状。体格检查可发现右下腹压痛或扪及肿块。钡剂灌肠 X 线检查有助于诊断。溃疡性肠结核时可见钡剂激惹征、跳跃征；黏膜皱襞粗乱、肠壁边缘不规则，可呈锯齿状。增生性肠结核可见充盈缺损、肠腔狭窄。

3. **流行性乙型脑炎（简称"乙脑"）** 脑型中毒性菌痢需与乙脑鉴别。乙脑多发于夏秋季，且有高热、惊厥、昏迷等症状。CT 显示乙脑的特征性表现是基底节-丘脑区低密度灶，其次是大脑脚受累。MRI 表现为病变在 T_1WI 呈低信号，T_2WI 呈高信号，FLAIR 呈稍高信号，DWI 多呈高信号。脑脊液蛋白及白细胞计数增高，乙脑病毒特异性 IgM 阳性可资鉴别。

（李 莉 牡 丹）

推荐阅读

[1] 李依明，郑吟诗，黄文起，等. 成人肠套叠的 MDCT 特征与病因分析. 医学影像学杂志，2022，32（3）：465-468.

[2] ZHANG H H, TAN X Z. Cinematic rendering of retrograde jejunogastric intussusception. Radiology, 2023, 309(1): e231108.

[3] PEI Y, WANG G, CAO H, et al. A deep-learning pipeline to diagnose pediatric intussusception and assess severity during ultrasound scanning: a multicenter retrospective-prospective study. NPJ Digit Med, 2023, 6(1): 182.

[4] PLUT D, PHILLIPS G S, JOHNSTON P R, et al. Practical imaging strategies for intussusception in children. AJR Am J Roentgenol, 2020, 215(6): 1449-1463.

第五节 沙门菌感染

学习目标

1. 熟悉伤寒和副伤寒的影像学表现和鉴别诊断。
2. 了解伤寒和副伤寒的临床表现和实验室检查。

沙门菌感染是沙门菌所致感染的总称，包括伤寒、副伤寒（甲、乙、丙）及其他非伤寒沙门菌感染。

一、伤寒

【临床概述】

伤寒（typhoid fever）是由伤寒沙门菌经消化道侵入引起的急性肠道传染病。人体摄入伤寒沙门菌后是否发病取决于所摄入细菌的数量、致病性及宿主的防御能力。伤寒沙门菌摄入量达 10^5 以上才能引起发病，超过 10^7 或更多时将引起伤寒的典型疾病经过。临床表现为腹部不适、肝脾肿大、持续发热和全身中毒症状、玫瑰疹和相对缓脉，常出现白细胞计数低下。肠出血、肠穿孔是其严重的并发症，多发生在病程第 2~3 周，穿孔部位多发生在回肠末段，成人比小儿多见。

伤寒的病理特点是全身单核 - 巨噬细胞系统的增生性反应，回肠下段的集合淋巴结与孤立滤泡的病变最具有特征性。血和骨髓培养阳性有确诊意义。外周血白细胞计数减少、淋巴细胞比例相对增多，嗜酸性粒细胞减少或消失。肥达试验阳性有辅助诊断意义。

【影像诊断要点】

1. **典型表现** 肠壁环形增厚，以回肠末端为著，肠系膜淋巴结增大。
2. **常见征象** 脾脏弥漫性增大，脾脓肿或梗死时表现为病灶密度不均匀，可见片状低密度灶。肝脏轻中度增大。胆囊壁均匀增厚，增强扫描呈均匀低密度。腹腔积液。
3. **其他** 少数可见肠穿孔、出血及脓肿形成。

【鉴别诊断】

1. **小肠淋巴瘤** 最易累及回肠远端或回盲部，其次是空肠，肠管"动脉瘤样"扩张是特征性表现。病变肠管环形增厚，管腔可有不同程度的狭窄，CT 平扫多呈等或稍低密度，增强扫描多呈轻至中度强化，病灶周围可见增粗血管或增粗血管穿行于病灶是其特征之一。小肠系膜及腹膜后可见淋巴结肿大。
2. **小肠结核** 好发于回盲部。临床主要表现为腹胀、慢性腹痛，腹泻与便秘交替存在，右下腹疼痛并可触及包块，部分患者可伴有全身结核中毒症状。X 线检查可见黏膜增粗紊乱、"激惹"征、"跳跃"征、多发性小溃疡，晚期管壁增厚、管腔狭窄变形等改变。
3. **小肠克罗恩病** 末端回肠病变较重，越向回肠近端病变越轻微。以纵行溃疡、线状溃疡或多发溃疡纵行排列为特征，溃疡周围见皱襞水肿、肥厚、粗大及集中，并可见"卵石"征。

（吕哲昊）

二、副伤寒

【临床概述】

副伤寒（Paratyphoid fever）是副伤寒沙门菌经消化道侵入引起的急性肠道传染病。临床表现与伤寒相似，一般病情较轻，病程较短，病死率较低，以儿童多见，主要经消化道传播。

【影像诊断要点】

1. **典型表现**　甲型、乙型副伤寒及部分丙型副伤寒的影像学表现与伤寒相似，一般表现为肠壁环形增厚，以回肠末端为著。肠系膜淋巴结增大。

2. **常见征象**　肝脾肿大，部分可见腹腔积液。副伤寒病的脓毒血症型主要引起化脓性炎症，以全身化脓性迁徙灶为主，最常见的为肺部、骨与关节的局限性化脓性炎症，脑膜炎及心内膜炎。

3. **其他**　少数可见肠穿孔、出血及脓肿形成。

【鉴别诊断】

详见"伤寒"。

（吕哲昊）

推荐阅读

[1] 黄梦庭，李欣，雷萍，等. 原发性小肠淋巴瘤（Ⅱ）：与炎性肠病及小肠肿瘤的 CT 鉴别诊断. 国际医学放射学杂志，2022，45（3）：342-347.

[2] 吴红红，崔颖，江洋，等. 基于磁共振小肠造影影像组学预测小肠克罗恩病活动性炎症. 放射学实践，2022，37（7）：846-851.

[3] SUMIOKA A, TSUBOI A, OKA S, et al. Disease surveillance evaluation of primary small-bowel follicular lymphoma using capsule endoscopy images based on a deep convolutional neural network. Gastrointest Endosc, 2023, 98(6): 968-976. e3.

第六节　百日咳

学习目标

了解百日咳的临床表现及实验室检查、确诊依据，累及呼吸系统的影像学表现及鉴别诊断，百日咳鲍特菌合并其他病原体感染的影像学表现。

【临床概述】

百日咳（Whooping cough）是由百日咳鲍特菌（*Bordetella pertussis*，BP）引起的急性呼吸道传染病。主要通过呼吸道飞沫传播，5 岁以下儿童最易感，近年来呈现逐渐上升的趋势。百日咳鲍特菌经呼吸道侵入机体后，在黏膜上皮附着、繁殖，产生毒素，使上皮细胞的纤毛麻痹，引起下呼吸道炎症，炎性渗出物刺激黏膜神经，反射性地引起痉挛性咳嗽，咳嗽末伴有"鸡鸣样"

回声或呕吐，可持续 2 ~ 3 个月。炎症细胞的浸润可引起气管和支气管旁淋巴结肿大；呼吸道梗阻可致肺不张和肺气肿。

人体感染百日咳鲍特菌，早期实验室检查白细胞计数明显增高，淋巴细胞计数显著增加。病程开始至 4 周，细菌培养呈阳性。结合典型临床表现、免疫学检查和呼吸系统并发症影像特点，诊断不难。

【影像诊断要点】

百日咳鲍特菌累及呼吸系统，以肺炎最常见。

1. 双肺纹理增多、双膈面光整、双肋膈角锐利（图 3-6-1A）。

2. 双肺下叶可见节段性实变或肺不张，其内可见空气支气管征（图 3-6-1B）。

3. 未接种疫苗的儿童感染百日咳鲍特菌后，极少数患者 MRI 也可以表现为以脱髓鞘病变为主要特点的脑炎或脑病。

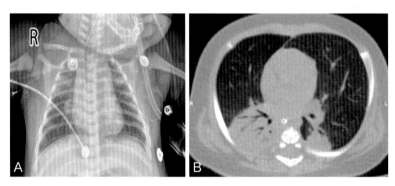

图 3-6-1　百日咳肺炎

A. 胸部 X 线检查示双肺纹理增多；B. CT 示双肺下叶节段性实变伴肺不张，其内可见空气支气管征。

【鉴别诊断】

百日咳常合并多种病原体（如病毒、支原体等）感染形成百日咳综合征，并导致相关并发症，诊断时应予注意。

1. **病毒性肺炎**　以弥漫、多灶性分布的间质病变为主，间质病变进一步累及肺泡后，表现为小斑片状密度增高影，也可融合成较大的斑片状阴影。还可见小叶间隔增厚和小叶内间隔增厚，严重者出现弥漫性肺泡损伤时可见实变。

2. **细菌性肺炎**　多表现为大片状和/或小斑片状实变，其内可见空气支气管征，一般抗感染治疗有效。

3. **支原体肺炎**　以肺实质和间质浸润为主要改变，病变多样但缺乏特征性。

4. **肺门淋巴结结核**　可有阵咳，但无典型的发作性痉挛样咳嗽，根据病史及结核菌素试验，典型影像学表现等可鉴别。

思考题

1. 百日咳累及呼吸系统时的典型影像学表现是什么？
2. 百日咳出现间质性改变时需要与哪些疾病进行鉴别？

（徐　晔）

推荐阅读

[1] 陈鑫辉，周智鹏，杨新官，等. 动态增强 MRI 对普通型及非特异性间质性肺炎的鉴别诊断. 中国医学影像学杂志，2021，29（10）：1007-1011.

[2] 朱慧慧. 百日咳流行病学及临床特征. 国际儿科学杂志，2020，47（7）：460-463.

[3] CHUNG J H, CHELALA L, PUGASHETTI J V, et al. A deep learning based radiomic classifier for usual interstitial pneumonia. Chest, 2023, 165(2): 371-380.

第七节　鼠疫

学习目标

1. 掌握肺鼠疫的影像诊断要点。
2. 熟悉各型鼠疫的影像鉴别诊断、临床表现。

【临床概述】

鼠疫（plague）是由鼠疫耶尔森菌（*Yersinia pestis*）引起的烈性传染病，是流行于鼠类、旱獭及其他啮齿类动物间的自然疫源性疾病，在人类流行前，一般先在动物间流行。人类鼠疫主要是通过鼠蚤作为媒介，经皮肤传入引起腺鼠疫，经呼吸道传入引起肺鼠疫，两者均可发展为败血型鼠疫，此外还有皮肤型、脑膜脑炎型、眼型、肠炎型及咽喉型鼠疫等少见类型。鼠疫传染性强，死亡率高，近十年来人类鼠疫每年均有散发病例，以腺鼠疫为主。

鼠疫各型临床表现有所差异，主要表现为高热及全身中毒症状、淋巴结肿痛、剧烈咳嗽、呼吸困难，严重者出现谵妄昏迷、皮肤黏膜出血、弥散性血管内凝血和心力衰竭，重者多在发病 24 小时内死亡。临终前患者全身皮肤发绀呈黑紫色，故也称为"黑死病"。实验室检查，外周血白细胞计数明显升高，可达（20~30）×10^9/L；取淋巴结穿刺液、脓、痰、血或脑脊液进行细菌学培养是确诊依据；血清学检查主要用于流行病学调查及回顾性诊断。鼠疫的基本病理学改变是淋巴管、血管内皮细胞损害和急性出血坏死性炎症，腺鼠疫是淋巴结的出血性炎症和凝固性坏死，肺鼠疫是肺组织的水肿、出血和坏死，败血型鼠疫为全身组织、脏器的出血、坏死及多浆膜腔血性渗出液。鼠疫的治疗原则是早期、联合、足量，链霉素是有效的抗菌药物，及时应用可使死亡率大大降低。

【影像诊断要点】

1. **典型表现**　主要见于肺鼠疫，原发性肺鼠疫起病急，在起病 24～36 小时内可剧烈胸痛，咳粉红色泡沫痰或血痰，呼吸急促并伴有呼吸困难，其肺部病理改变是由于肺泡出血所致。故肺鼠疫的影像学表现为以肺段为中心的出血坏死性炎症，X 线及 CT 上呈片状密度增高影，病变可以累及多个肺叶或肺段，早期表现为磨玻璃影（GGO），病情进展可表现为肿块样病灶，可融合成片，甚至呈"白肺样"改变。

2. **影像分期**

（1）早期：肺部表现可不明显，或出现散在多发斑片状或云絮状密度增高影，可累及多个肺叶或肺段，较少的肺部体征与严重的临床表现和病情严重程度不相称。

（2）进展期：病变范围逐步增大，部分融合，肺野内呈实变改变，严重者形成"白肺"，胸腔可出现积液表现。

（3）转归期：经过治疗后，患者的临床症状改善，但是肺部病灶吸收缓慢。

3. **常见征象**

（1）肺段实变征：累及一个或多个肺段的均匀性高密度影，甚至双肺呈"白肺样"改变（图 3-7-1A）。

（2）空气支气管征：在实变的肺组织中可以见到含气支气管分支影（图 3-7-1B）。

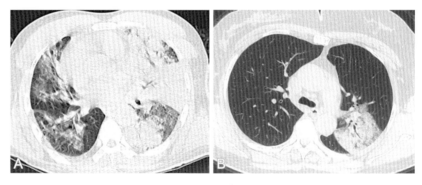

图 3-7-1　肺鼠疫 CT 表现

A. 双肺呈斑片状实变，病灶累及多段，且伴有胸腔积液；B. 病灶累及左肺上叶尖后段，其内可见空气支气管征。

【鉴别诊断】

1. **腺鼠疫**

（1）急性淋巴结炎：常继发于其他感染性病变，受累区域淋巴结肿大，压痛，常有淋巴管炎，一般全身症状较轻。

（2）丝虫病淋巴结肿大：起病急，淋巴结炎与淋巴管炎同时发生，数天后自行消退，全身症状轻。

2. **肺鼠疫**

（1）大叶性肺炎：临床特点为咳铁锈色痰，胸部影像学表现为沿肺段分布的实变。

（2）肺型鼠疫：发病后多出现低热，疲劳，心前区压迫感，持续 2～3 天后突然加重，但肺鼠疫病例临床表现重，进展快。

3. 败血症鼠疫 应及时检查病原体或抗体，根据流行病学、症状、体征与其他病因所致的败血症、钩端螺旋体病、流行性出血热和流行性脑脊髓膜炎等鉴别。

【案例分析】

女性，46岁。咳嗽、咳痰、发热2天，体温38.6℃。起初咳少量黏液痰，后转变为大量血色泡沫痰。实验室检查：WBC 11.74×10^9/L，NEUT% 91.7%。患者胸部CT表现见图3-7-2。

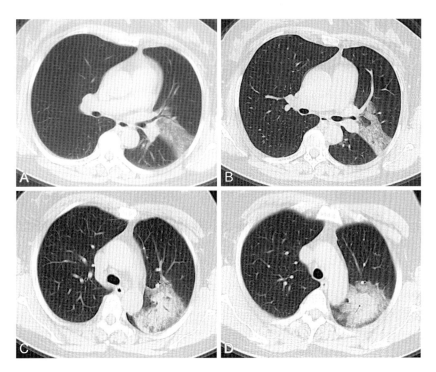

图 3-7-2 案例，CT表现（A~D）

■影像征象：

1. 左肺多发斑片状GGO及实变。
2. 病变以肺实质为主，间质未见明显受累。

■印象诊断：肺泡出血性病变，结合接触史考虑肺鼠疫。

■诊断要点：

1. 起病急，高热，临床症状为发热、咳嗽、咳痰，白细胞计数升高。
2. 肺部多发斑片云雾影及实变。

思考题

1. 肺鼠疫典型影像学表现是什么？
2. 鼠疫可以分为哪些类型？
3. 病例分析 男性，牧民，43岁。发热、咳嗽10天，咳黄色黏痰，量大，易咳出，2天前症状加重伴泡沫样血痰。体格检查：呼吸急促，触诊左肺呼吸活动度弱。实验室检查：WBC 31.03×10⁹/L，NEUT% 91.1%。患者胸部 CT 检查见图 3-7-3。

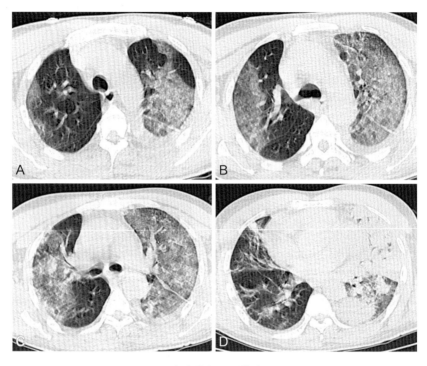

图 3-7-3　患者胸部 CT 检查（A~D）

（1）本病例的影像学表现包括

　　A. 磨玻璃影　　　　　　　　　　B. 实变

　　C. 胸腔积液　　　　　　　　　　D. 空气支气管征

　　E. 气胸

（2）本病例的影像诊断可能是

　　A. 肺孢子菌肺炎　　　　　　　　B. 肺鼠疫

　　C. 大叶性肺炎　　　　　　　　　D. 肺泡蛋白沉积症

　　E. 支气管肺炎

（3）需与该病例影像学表现鉴别的疾病是

　　A. 肺水肿　　　　　　　　　　　B. 大叶性肺炎

　　C. 肺脓肿　　　　　　　　　　　D. 病毒性肺炎

　　E. 肺泡蛋白沉积症

病例分析答案：（1）ABCD；（2）B；（3）ADE

（罗　琳）

推荐阅读

[1] 汪禾青，周建军. 肺鼠疫的临床、病理及胸部 X 线影像特征. 中国临床医学，2019，26（6）：807-809.

[2] LIN C, DOU X, ZHANG D, et al. Epidemiological investigation of an inhalational anthrax patient traveling for medical treatment in Beijing Municipality, China, August 2021. China CDC Wkly, 2022, 4(1): 4-7.

[3] ZHOU H, GUO S. Two cases of imported pneumonic plague in Beijing, China. Medicine (Baltimore), 2020, 99(44): e22932.

第八节　布鲁菌病

学习目标

1. 掌握布鲁菌脊柱炎的影像诊断要点。
2. 熟悉布鲁菌脊柱炎的影像鉴别诊断、临床表现、实验室检查及确诊依据。

【临床概述】

布鲁菌病（brucellosis）是一种人畜共患传染病，传染源主要为被感染的家畜及野生动物，其中以牛、羊、猪的易感性最高。羊布鲁菌也称马耳他布鲁菌，致病力最强，可引起较严重的急性和慢性感染。

依据感染部位不同，布鲁菌病临床表现多样。其中，骨关节受累最为常见，最常侵犯脊柱椎体任何部位，以腰椎和胸椎多见，还可累及骶髂关节和髋、膝、肩等大关节，表现为游走性刺痛、棘突压痛、腰背部疼痛等。病理变化极为广泛，几乎所有组织、器官均可被侵犯，其中以单核-吞噬细胞系统最为常见。实验室检查常为白细胞计数正常或偏低，淋巴细胞计数相对增多，有时可出现异形淋巴细胞，也可出现红细胞、血小板计数减少，可出现红细胞沉降率、C 反应蛋白升高等；血清学检查在诊断中发挥重要作用，病原体培养阳性率较低，细菌分离培养是诊断布鲁菌病的金标准。

【影像诊断要点】

1. **典型表现**　病变累及腰椎、胸椎、颈椎及骶椎，其中以腰椎多见，第 3、4 腰椎椎体发病率最高，最多可连续 3 个椎体受累。相邻椎体边缘骨质破坏、破坏的椎体伴有明显的增生、修复反应特别强烈是特征性表现。骨质修复和增生超过骨质破坏，椎体边缘产生大量的骨赘，椎体前缘形成"鸟嘴样"改变或"花边椎"；晚期相邻椎体骨赘融合形成骨桥。椎旁脓肿较为局限，很少出现流注现象。

2. 常见征象

（1）骨质破坏：病灶大小为 2 ~ 5mm 的圆形或斑片状低密度影，呈多发灶，侵犯 2 ~ 3 个椎体，严重者可蔓延至椎体中心，多无死骨及椎弓根破坏（图 3-8-1），椎体形态较完整或只有轻度楔形变。

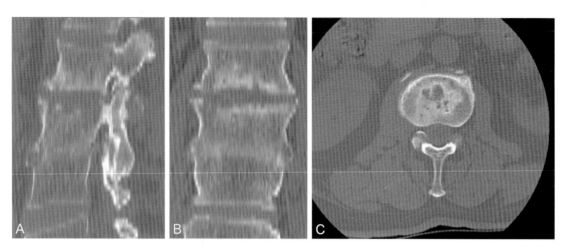

图 3-8-1 布鲁菌脊柱炎 CT 表现 1
A ~ C. 矢状位、冠状位和轴位示腰椎边缘多发低密度骨质破坏；未累及椎弓根。

（2）骨质硬化、增生：特征为椎体破坏伴有明显的增生、修复反应特别强烈；骨质修复增生大于骨质破坏，椎体边缘产生大量的骨赘（图 3-8-2），椎体前缘形成"鸟嘴样"或"花边椎"改变；晚期相邻椎体骨赘融合形成骨桥。

（3）椎旁脓肿形成：位于椎前、椎体两侧或椎体后方；脓肿局限，很少出现流注现象；增强检查可见厚而不规则强化的脓肿壁，其内脓液未见强化；椎旁软组织影与椎体破坏区相连，形态不规则，界限清楚，邻近的腰大肌受压，较少出现腰大肌脓肿。

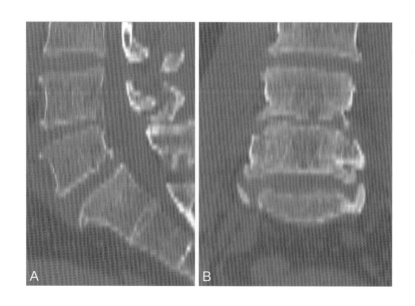

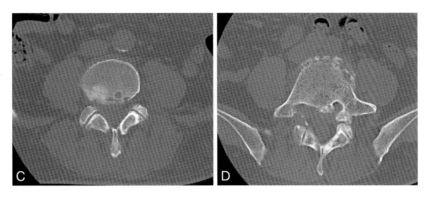

图 3-8-2　布鲁菌脊柱炎 CT 表现 2

A、B. 矢状位和冠状位示第 4、5 腰椎椎体病变；第 4 腰椎终板、第 5 腰椎终板和椎体表现为双侧椎体、骨桥形成的骨质破坏，第 4、5 腰椎终板变性和椎体成骨；C、D. 轴位示椎体骨质破坏。

3. **其他征象**　椎间盘破坏，韧带钙化及椎小关节炎。

【鉴别诊断】

1. **结核性脊柱炎**　好发腰椎椎体，以第 4、5 腰椎椎体最为常见，单椎体发病及"跳跃式"椎体破坏较常见；椎体破坏严重，失去正常形态，椎弓根及椎板受累，椎间隙明显变窄，椎间盘破坏严重，脊柱后凸畸形常见，冷脓肿范围大，与腰大肌分界不清，腰大肌常受，并可出现流注现象；背部软组织肿胀不明显。

2. **化脓性脊柱炎**　致病菌为金黄色葡萄球菌。脊柱破坏以腰椎最为常见，其次为胸椎、颈椎；化脓性脊柱感染包括椎体骨髓炎、椎间盘炎、化脓性小关节感染和硬膜外脓肿，椎间盘破坏严重，累及终板及椎体，轮廓消失；急性期以脓肿形成及椎体破坏为主，病变椎体与椎间盘分界模糊不清，无死骨形成；椎体破坏后期出现骨质硬化、骨桥及椎体融合等表现，可伴有附件破坏；亦可伴硬膜外脓肿形成，位于椎管前方；一般无韧带骨。

【案例分析】

男性，54 岁。腰部疼痛 6 个月，加重 20 天。实验室检查：血清布鲁菌凝集试验阳性，肿瘤系列阴性；WBC 6.4×10^9/L，N 3.83×10^9/L，L 2.27×10^9/L，CRP 2.31mg/L，RBC 5.21×10^{12}/L，PLT 243×10^9/L。患者腰椎 CT 表现见图 3-8-3。

- 影像征象：
1. 第 4 腰椎局部骨质破坏，腰椎边缘骨质增生，骨赘形成。
2. 右侧椎旁脓肿形成。
- 印象诊断：布鲁菌脊柱炎。
- 诊断要点：
1. 临床以腰部疼痛为主要症状，白细胞计数正常，血清布鲁菌凝集试验阳性。
2. 布鲁菌脊柱炎典型影像学表现为腰椎骨质破坏，骨质边缘增生、硬化，椎旁脓肿较少，很少形成流注现象。

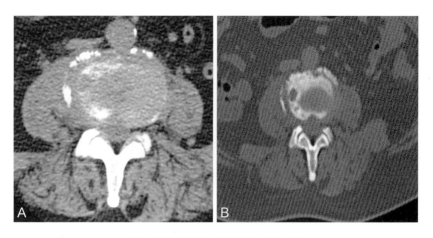

图 3-8-3 案例，CT 表现（A、B）

思考题

1. 布鲁菌脊柱炎的典型影像学表现是什么？

2. 出现"腰椎骨质破坏"的布鲁菌脊柱炎需与什么疾病相鉴别？

3. 病例分析 男性，49 岁。在家养羊 1 年。疲乏无力，多汗，并有右腰部剧烈疼痛，僵硬 3 月余。实验室检查：血清布鲁菌凝集试验阳性，肿瘤系列阴性；WBC 8.1×10^9/L，N 4.30×10^9/L，L 4.3×10^9/L，CRP 1.51mg/L，RBC 6.01×10^{12}/L，PLT 301×10^9/L。患者腰椎 CT 表现见图 3-8-4。

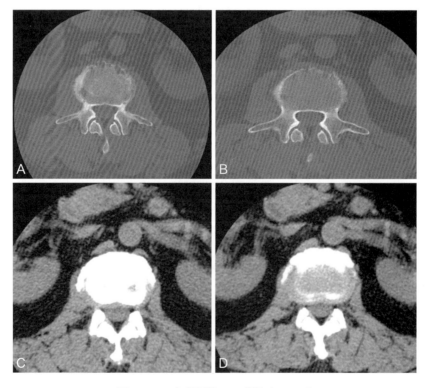

图 3-8-4 患者腰椎 CT 表现（A～D）

（1）本病例的影像学表现包括

    A. 腰椎内见低密度骨质破坏影   B. 腰椎椎体边缘骨质增生、硬化

    C. 腰椎间隙变窄   D. 椎旁脓肿形成

    E. 后突畸形形成

（2）本病例的影像诊断可能是

    A. 布鲁菌脊柱炎   B. 结核性脊柱炎

    C. 化脓性脊柱炎   D. 终板炎

    E. 脊柱转移瘤

（3）以下疾病的影像学表现错误的是

    A. 腰椎、胸椎、颈椎及骶椎均可受累，其中以腰椎病变多见，第 3、4 腰椎椎体发病率高，最多可连续 3 个椎体受累

    B. 相邻椎体边缘骨质破坏是其特征性表现，多无死骨及椎弓根破坏

    C. 椎体破坏伴有明显的增生、修复反应

    D. 椎旁脓肿可位于椎前、椎体两侧或后方，脓肿局限

    E. 椎间盘破坏，一般为炎性改变，受累椎间隙明显变窄

病例分析答案：（1）ABD；（2）A；（3）E

（李　萍　刘丽丽）

推荐阅读

[1] 陈轶，郭宝琴，李华. 布鲁菌脊柱炎与脊柱结核的 MRI 影像鉴别诊断. 实用放射学杂志，2019，35（11）：1809-1812.

[2] 郭辉，刘文亚，李宏军. 影像学诊断布鲁氏菌性脊柱炎专家共识. 中国医学影像技术，2023，39（7）：961-965.

[3] 何雄，陈艳丽，帕哈提·吐逊江，等. MR T$_1$WI 影像组学对结核性脊柱炎与布鲁氏菌性脊柱炎的诊断价值. 分子影像学杂志，2023，46（3）：442-447.

[4] 周艳妮，赵建华. 布鲁氏菌性脊柱炎的 MRI 研究进展. 新发传染病电子杂志，2023，8（1）：82-86.

第九节　非结核分枝杆菌病

学习目标

1. 掌握非结核分枝杆菌肺病的影像诊断要点。

2. 熟悉非结核分枝杆菌肺病的影像鉴别诊断、临床表现及实验室检查。

【临床概述】

非结核分枝杆菌（*Nontuberculous mycobacteria*，NTM）也称非典型分枝杆菌，是指除人型结核分枝杆菌、牛分枝杆菌及麻风分枝杆菌以外的分枝杆菌菌群。NTM 在自然界中广泛存在，仅少部分对人体致病，属条件性致病菌。NTM 病是指人体感染了 NTM，并引起相关组织、脏器的病变。NTM 病为全身性疾病，主要侵犯肺组织，即 NTM 肺病，其他常见部位包括颈部淋巴结、皮肤和软组织等。AIDS 合并 NTM 肺病主要由鸟分枝杆菌复合群（mycobacterium avium complex，MAC，主要包括鸟分枝杆菌和胞内分枝杆菌）感染所致，可通过呼吸道及胃肠道感染。

NTM 病因感染菌种、受累组织和器官不同，其临床表现各异。NTM 肺病具有与肺结核相似的临床表现，包括全身中毒症状（如发热、盗汗、乏力、进行性体重减轻）和呼吸道症状（如咳嗽、咳痰、劳力性呼吸困难、咯血等）。在无菌种鉴定结果的情况下，NTM 肺病可长期被误诊为结核病及支气管扩张等。合并 HIV 感染者易出现肺外病变和播散性疾病，播散主要发生于网状内皮系统，可表现为淋巴结病、肝脾肿大等，还可合并细菌、真菌等多重感染。NTM 病的病理改变与结核病相似，二者很难鉴别，但 NTM 病的机体组织反应较弱，病变程度相对较轻，干酪样坏死较少，纤维化常见。

【影像诊断要点】

1. NTM 肺病

（1）典型表现：结节支气管扩张型以小叶中心小结节为主，小叶中心结节常与支气管扩张混合存在。纤维空洞型表现为多发、薄壁空洞，以双肺上叶多见，且贴近胸膜、伴局部胸膜增厚。

（2）影像分型：在免疫功能正常的人群中，NTM 肺病常表现为以下几种类型。其中，以结节支气管扩张型和纤维空洞型较为常见，且两种类型可同时出现，有学者称之为混合型。

1）结节支气管扩张型：常见于中老年女性，主要症状为持续咳嗽。典型的 X 线表现包括双肺多发边缘不清的结节，呈斑片状分布。HRCT 显示右肺中叶、左肺舌段最常受累，也可累及任何肺叶，无明显叶、段倾向性（图 3-9-1）。结节以小叶中心结节为主，也可见较大结节（直径大于 1cm）。支气管扩张多为柱状扩张，支气管壁增厚，管腔内可见黏液栓。斑片状实变亦可见，代表病灶中心的机化性肺炎。

2）纤维空洞型：男性居多，好发于有大量吸烟史、慢性阻塞性肺疾病（chronic obstructive pulmonary disease，COPD）或肺气肿等基础疾病的老年男性。多为隐匿起病，临床表现为咳嗽、咯血和体重减轻，少数病例可有发

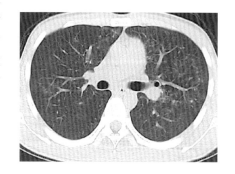

图 3-9-1　非结核分枝杆菌肺病 CT 表现双肺多发大小不等、密度不均匀的结节和斑片状磨玻璃影。

热。X 线表现与肺结核相似，典型表现为肺上叶空洞，以肺尖段和后段为著，但也可累及多个肺段；肺尖结节或实变，瘢痕形成和肺体积缩小。HRCT 表现为双肺上叶多发薄壁空洞，贴近胸膜，伴局部胸膜增厚。空洞周围非牵拉性支气管扩张多见。小叶中心结节、斑片影及纤维条索影等常见，卫星灶少见。

3）热水浴肺（过敏性肺炎综合征）：是一种肉芽肿性肺病，发生在一些暴露于含有 MAC 的

热澡浴盆后的病例。HRCT 表现与过敏性肺炎相似，特征性表现包括弥漫的小叶中心微结节、斑片状 GGO 和空气潴留。

4）孤立性结节或肿块型：少见。与肺癌相似，可出现毛刺样边缘，无特异性。在 PET/CT 上为 FDG 高摄取。

（3）合并 HIV 感染：NTM 肺病常表现为播散性，最常见的表现为纵隔和 / 或肺门淋巴结肿大、结节及实变（图 3-9-2）。影像学表现呈多样性，渗出、增殖、纤维和干酪性病变可同时出现，但以纤维增殖性病变为多；细支气管扩张、小叶中央结节及"树芽"征发生率高，考虑与支气管播散有关。

（4）常见征象："树芽"征，斑片影。

（5）其他：肺门和 / 或纵隔淋巴结肿大、胸腔积液和心包积液等相对少见。

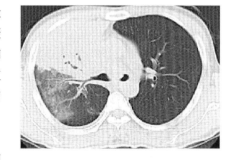

图 3-9-2 HIV 感染合并非结核分枝杆菌肺病 CT 表现
右肺中叶实变，右肺下叶片状磨玻璃影，其内可见空气支气管征。

2. 肺外 NTM 病（播散性 NTM 病）

（1）淋巴结：颈部、纵隔、腋窝及腹股沟等部位的淋巴结受累时，CT 显示淋巴结肿大，早期密度均匀，增强后呈结节状强化，可伴脓肿。脓肿边缘环形强化，其内可见分隔，中心密度减低。

（2）脑：播散性 MAC 病累及脑部时可形成脑脓肿，CT 和 MRI 表现为脑内多发大小不等的结节，边缘较为清楚，增强后边缘环形强化。

（3）肝、脾：早期表现为肝脾肿大，腹腔淋巴结轻度肿大，多呈均匀软组织密度，中心密度减低少见，增强后可无环形强化。可伴腹水及肝内胆管轻度扩张。当形成肝、脾脓肿时，CT 和 MRI 表现为肝、脾内多发大小不等的结节，增强后边缘环形强化。

【鉴别诊断】

1. **继发性肺结核** 多为厚壁空洞，空洞周围伴有较多的支气管播散灶；牵拉性支气管扩张多见，伴周围纤维条索、肺结构扭曲；实变范围较广泛；胸膜广泛受累，胸腔积液常见；卫星灶及钙化多见；肿大的淋巴结多呈环形强化。鉴别主要依赖痰分枝杆菌培养和菌种鉴定。

2. **耐多药肺结核** 影像学表现为实变、厚壁空洞、肺内慢性感染病变（如钙化、纤维条索、肺体积缩小和胸膜肥厚）、淋巴结钙化，结合抗结核治疗史等多提示耐多药肺结核。

3. **支气管扩张合并感染** 以右肺中叶、左肺舌段受累多见，柱状、囊状支气管扩张可同时存在，无明显倾向性。结节及浸润性病变以扩张支气管周围、叶段性分布为主。经短期抗感染治疗后肺内病变可明显好转。

4. **肺癌** 孤立性结节或肿块型 NTM 肺病需与肺癌鉴别，结合临床表现、实验室检查和病理有助于鉴别。

思考题

1. NTM 肺病的典型影像学表现是什么？

2. NTM 肺病的影像分型及各型表现是什么？

（李 莉）

推荐阅读

[1] 陈华，方伟军，胡锦兴，等. 两种常见缓慢生长型非结核分枝杆菌肺病的胸部 CT 征象比较. 新发传染病电子杂志，2021，6（4）：311-314.

[2] 中华医学会结核病学分会. 非结核分枝杆菌病诊断与治疗指南（2020 年版）. 中华结核和呼吸杂志，2020，43（11）：918-946.

[3] 中华医学会热带病与寄生虫学分会艾滋病学组. 人类免疫缺陷病毒 / 艾滋病患者合并非结核分枝杆菌感染诊治专家共识. 中华临床感染病杂志，2019，12（3）：167-176.

[4] LIU L, ZHANG R, TANG Y, et al. The importance of nontuberculous mycobacteria identification in Chinese patients infected with HIV. Biosci Trends, 2018, 12(5): 515-516.

[5] LOEBINGER M R, Quint J K, VAN DER LAAN R, et al. Risk factors for nontuberculous mycobacterial pulmonary disease: a systematic literature review and meta-analysis. Chest, 2023, 164(5): 1115-1124.

第十节　结核病

学习目标

1. 掌握肺结核分型及各型的典型影像学表现。
2. 熟悉肺结核各型的定义及常见征象。
3. 了解肺结核的临床表现、实验室检查和病理变化。

【临床概述】

结核病是由结核分枝杆菌复合群（*mycobacterium tuberculosis complex*，MTBC）引起的传染性疾病。结核病可发生在全身多个脏器，其中以肺部感染最为常见。肺结核（pulmonary tuberculosis，PTB）可因初次感染和再次感染时机体的反应性不同，而致肺部病变的发生发展各有不同的特点。PTB 分为原发性肺结核、血行播散性肺结核、继发性肺结核、气管支气管结核和结核性胸膜炎五种类型。结核病变发生在肺以外的器官和部位称为肺外结核（extrapulmonary tuberculosis，EPTB）。

结核病在早期可无症状，而在结核病中期或晚期症状较明显，常有发热、乏力、盗汗、食欲不振、体重减轻等全身症状。抗酸染色涂片显微镜检查仍是广泛应用的结核病诊断技术，但其敏感性不高，特异性差，而分枝杆菌的分离培养具有更高的敏感性。结核分枝杆菌 DNA 检测对确诊结核病有高度特异性。

结核病以慢性炎症为基本病变，病理变化包括渗出性病变、增生性病变和坏死性病变（变质性病变）。渗出性病变出现在炎症的早期或机体免疫力低下、结核分枝杆菌量多、毒力强或变态反应较强时，表现为浆液性或浆液纤维素性炎。当结核分枝杆菌量少、菌毒力低或免疫反应较强时，病变以增生反应为主，表现为结核性肉芽肿、结核性肉芽组织等。结核性肉芽肿主要成分为上皮样细胞、朗格汉斯巨细胞及干酪样坏死等。结核性肉芽组织的典型病变为结核结节。当结核分枝杆菌数量多、毒力强、机体抵抗力低下或变态反应强烈时可出现典型的干酪样坏死变化。干酪样坏死中含有多少不等的结核分枝杆菌，可长期以休眠的形式生存。干酪样坏死灶可出现钙化或骨化，病变可长期稳定。

【影像诊断要点】

1. **原发性肺结核** 主要表现为肺内原发病灶及胸内淋巴结肿大，或单纯胸内淋巴结肿大。儿童原发性肺结核也可表现为空洞、干酪性肺炎及由支气管淋巴瘘导致的支气管结核。原发综合征虽为原发性肺结核的典型表现，但由于淋巴结内干酪样坏死较严重，其吸收愈合的速度较原发病灶缓慢，当原发病灶完全吸收时，纵隔和/或肺门淋巴结肿大则成为原发性肺结核的重要表现。根据肺内淋巴引流的方向，胸内淋巴结结核可以分为肺内淋巴结结核、气管旁淋巴结结核、支气管淋巴结结核。

（1）典型表现

1）X 线：显示胸内淋巴结结核的炎症表现为从肺门向外扩展的高密度影，略呈结节状，其边缘模糊，与周围肺组织分界不清。肿大的淋巴结隐匿于肺门阴影中，往往显示不明显。如涉及气管旁淋巴结，上纵隔影可在一侧或两侧呈弧形增宽，边缘轮廓模糊不清。结节型表现为肺门区域突出的圆形或卵圆形边界清楚的高密度影，以右侧肺门区较为多见。数个邻近淋巴结增大，边缘可呈分叶状。气管旁淋巴结的肿大表现为上纵隔两旁的突出阴影，肿大的淋巴结与上腔静脉影重叠，形成向外突出的弧形致密影，以右侧较易辨认。多个淋巴结肿大能使纵隔影增宽，密度增高，边缘呈波浪状（图 3-10-1）。X 线表现为纵隔增宽、肺门增大。

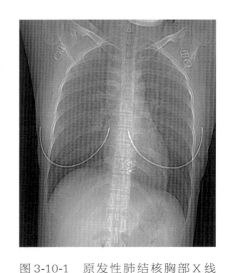

图 3-10-1 原发性肺结核胸部 X 线检查 1
右纵隔旁结节型淋巴结结核，边缘呈波浪状。

①肺内淋巴结结核：因为肺内淋巴引流的特点，肺门淋巴结增大以单侧多见，右侧多于左侧。表现为肺门部向外突出的肿块影，当肿块不明显时，可能仅表现为右侧肺门角消失（图 3-10-2）；主动脉区的淋巴结肿大可表现为主动脉弓与肺动脉段之间的切迹消失或出现肿块。

②气管旁淋巴结结核：表现为纵隔增宽或局部向外突出（图 3-10-3），以右侧为多；当纵隔仅轻度增宽，不易判断病变时，气管是否受压有助于诊断。

③支气管淋巴结结核：X 线对显示微小的淋巴结增大并不明显，常仅显示为肺门结构紊乱或模糊，有时可见多发点样病灶聚集。病变常伴有肺内改变，表现为肺纹理紊乱，失去正常由粗变细的走行，呈网状。还可见局限性肺气肿，多为支气管不完全性阻塞所引起。

2）CT：肿大淋巴结分布与肺结核好发部位淋巴引流有关。肿大淋巴结以多发为主，单侧多于双侧，右侧多于左侧，且以 2R、4R 及 10R 区最多见。淋巴结肿大的部位与原发病灶有明显相关性，其形态多较规则，边界清楚，病变早期较少融合，后期相邻区域淋巴结因包膜破溃而边界

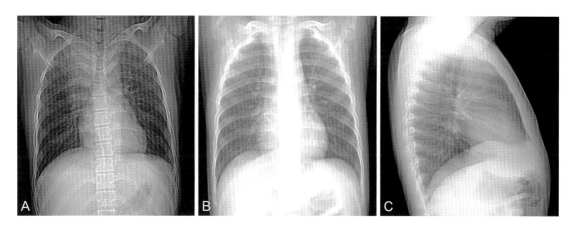

图 3-10-2　原发性肺结核胸部 X 线检查 2

A. 右肺上叶大片实变样致密影，与纵隔分界不清，周围散在纤维灶，右侧肺门淋巴结肿大；B、C. 纵隔增宽，气管右旁、右肺门可见结节样肿大淋巴结，肺内未见浸润灶，右侧肺门角消失。

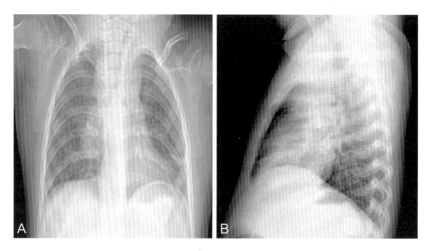

图 3-10-3　原发性肺结核胸部 X 线检查 3

右肺上叶原发灶，纵隔、肺门淋巴结肿大。

不清，也可融合为较大不规则团块，肿大淋巴结多为 1 ~ 3cm，较少大于 3cm。

①肉芽肿型：在 CT 上表现为明显均匀强化，淋巴结结核病理属于第 1 期，为增殖性淋巴结，此种强化淋巴结直径一般在 2cm 以下。

②干酪样坏死型：典型胸内淋巴结结核 CT 上表现为淋巴结环形强化或分隔样强化。分隔样强化淋巴结是由于相邻淋巴结破溃融合形成。不均匀强化淋巴结病理表现为病灶以大量淋巴细胞浸润为主，含有多少不等的上皮细胞及毛细血管结构，其内散在大小不等的均匀红染的干酪样坏死区。

3）MRI

①肉芽肿型在 MRI 上也表现为明显均匀强化，增殖性病灶 MRI 平扫胸内淋巴结结核表现为 T_1WI 等信号、T_2WI 等信号，边缘清楚（图 3-10-4）。

②干酪样坏死型淋巴结结核 MRI 上表现为淋巴结环形强化或分隔样强化，信号不均匀，其内可见斑片状 T_1WI 稍低信号、T_2WI 稍高信号。MRI 增强扫描所见淋巴结强化方式分别为结节状、环状、分隔状及不均匀强化，以环状及分隔状强化最具特征性及诊断特异性。均匀结节状强化多

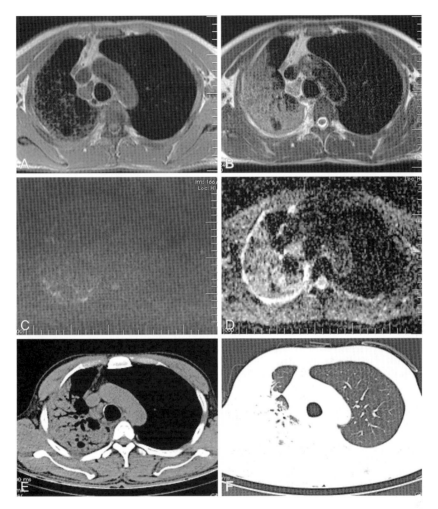

图 3-10-4 右上肺干酪性肺炎 MRI 和 CT 表现

A. T_2WI 示 4R 区肿大淋巴结等信号；B. T_2WI 示 4R 区淋巴结略高信号，边界清晰；C、D. DWI 示 4R 区淋巴结等信号；D. ADC 图示 4R 区淋巴结高信号；E、F. CT 示 4R 区淋巴结密度均匀，边界清晰。

见于直径小于 2cm 淋巴结结核，环状强化及分隔状强化多见于直径大于 2cm 淋巴结结核，而不均匀强化则以融合淋巴结常见（图 3-10-5、图 3-10-6）。

（2）常见征象：原发综合征，典型表现为原发病灶与肺内结核性淋巴管炎、肺门受累淋巴结融合形成的"哑铃状"影。

（3）其他：空洞、干酪性肺炎、支气管淋巴瘘。

2. 血行播散性肺结核 主要分为急性血行播散性肺结核、亚急性和慢性血行播散性肺结核。

（1）典型表现

1）X 线

①急性血行播散性肺结核：主要表现为双肺内弥漫性分布的粟粒样结节影，直径 1～3mm，广泛均匀分布于双肺的粟粒大小的结节状密度增高影，粟粒性病灶分布、大小及密度均匀，边缘不清，当粟粒性结节影多而致密时，其内部分肺纹理可被掩盖，相应肺野的透过度减低。

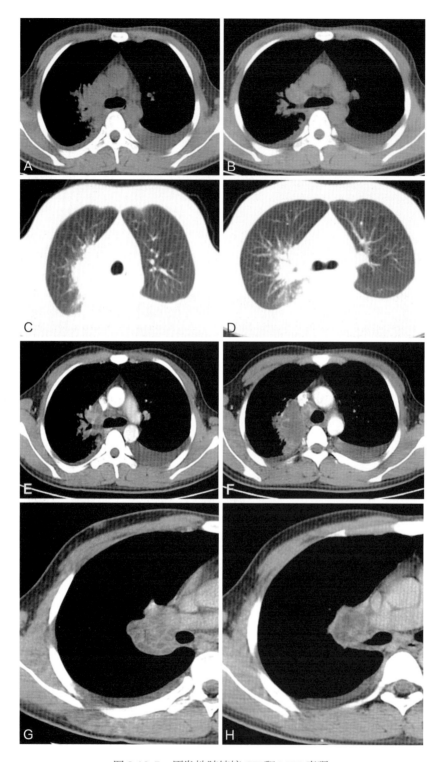

图 3-10-5 原发性肺结核 CT 和 MRI 表现

A ~ D. CT 平扫示右肺上叶部分实变，其内可见干酪性坏死，纵隔、右肺门淋巴结结核，双侧胸腔积液；E ~ H. MRI 增强扫描可见病灶边缘呈环形强化和纤维间隔的强化。

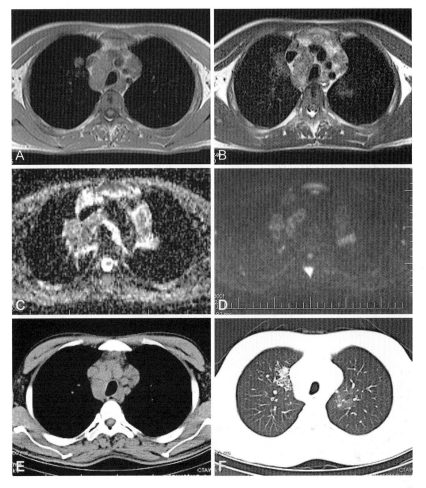

图 3-10-6　双肺继发性肺结核 MRI 和 CT 表现

A. T_1WI 示 2R 区、3A 区肿大淋巴结等信号，边界欠清；B. T_2WI 示 2R 区、3A 区肿大淋巴结混杂高信号，边界欠清；C、D. DWI 示 2R 区、3A 区肿大淋巴结不均匀高信号，ADC 图呈略高信号；E、F. CT 平扫示 2R 区、3A 区淋巴结肿大，密度均匀。

②亚急性和慢性血行播散性肺结核：表现为两上中肺野出现大小不一、密度及分布不均匀的结节状影（图 3-10-7）。病灶性质新旧不一，病灶边缘模糊提示以渗出性病变为主，边缘清晰锐利提示以增生或变质性病变为主，肺内可同时见到钙化病灶及纤维性病灶。病变常可以相互融合，当病灶融合成大片状影且发生干酪样坏死时，可见到空洞形成。

2）CT

①急性血行播散性肺结核：CT 表现为弥漫分布的小结节及网格状影，结节大小约 1mm，所有结节的大小相似，呈随机分布（图 3-10-8）。由于血行播散性肺结核结节绝大多数位于肺间质，因此位于中轴间质的结节表现为沿气管血管束分布的粟粒结节，位于周围间质的结节分布于胸壁下胸膜和叶间胸膜，由于可以侵犯小叶间隔，所以可以看到小叶间隔受累的非结核结节表现，小叶间隔"串珠样"增厚，即"大网格样"改变。

②亚急性和慢性血行播散性肺结核：CT 表现与 X 线表现有相似之处，呈双肺散在大小不等的结节状阴影，病变分布不均匀（图 3-10-9）。位于上肺野的结节较大、较多，而位于下肺野的结节

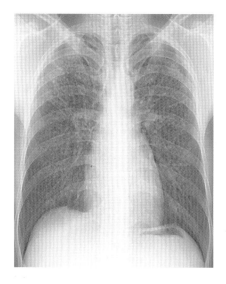

图 3-10-7　亚急性或慢性血行播散性肺结核 X 线胸片表现

双肺弥漫粟粒结节，结节大小、分布、密度不均匀，双肺上野可见斑片、条索影。

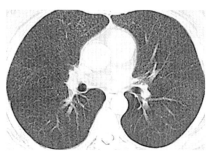

图 3-10-8　急性血行播散性肺结核 HRCT 表现

双肺弥漫粟粒结节，其分布、大小、密度均匀。

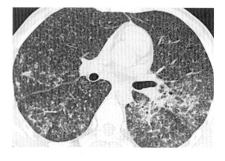

图 3-10-9　亚急性或慢性血行播散性肺结核 HRCT 表现

双肺弥漫粟粒结节，结节分布不均、大小不等、密度不一，同时双肺散在"树芽"征、左肺散在斑片影。

明显少于上肺野，上肺野病灶内密度高于下肺野病灶。

（2）常见征象

1）三均匀：急性血行播散性肺结核中广泛均匀分布于双肺的粟粒大小的结节状密度增高影，粟粒性病灶的分布、大小及密度均匀，称为"三均匀"（图 3-10-10）。

2）三不均匀：亚急性血行播散性肺结核病灶表现为两上中肺野出现大小不一、密度及分布不均匀的结节状影，称为"三不均匀"。

（3）其他：弥漫性 GGO，网状肺纹理，小叶间隔"串珠样"增厚；小叶实变。

3. 继发性肺结核

（1）典型表现

1）X 线

①渗出性病变：表现为斑片状或云絮状阴影，病变中

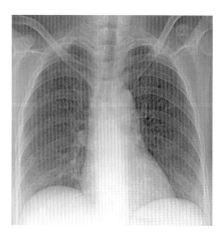

图 3-10-10　急性血行播散性肺结核 X 线胸片表现

双肺弥漫粟粒结节，结节分布、大小、密度均匀。

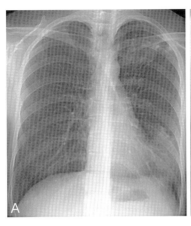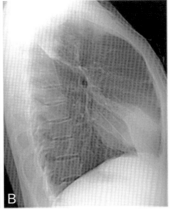

图 3-10-11 渗出性病变胸部 X 线检查

A. 正位片示左肺上野及下野片状实变，边缘欠清晰；B. 左侧位片示左
肺上叶后段及下叶前基底段片状实变，贴近斜裂，边缘欠清晰。

央密度均匀增高，外缘密度逐渐变淡，与正常肺组织的边界模糊不清。原发性肺结核开始时多见于脏层胸膜下的肺周边区域，通常贴近叶间裂，随病变进展可跨过肺段的边界向肺的中心区域扩展，可累及整个肺叶（图 3-10-11）。继发性肺结核常好发于上叶后段和下叶背段，常呈局限性分布，病变严重或受机体免疫功能的影响，病灶也可出现在不典型部位和跨叶段分布。

②增生性病变：X 线多表现为斑点、结节状阴影，直径多为 0.5～1cm，边缘清晰，密度均匀或不均匀，很少表现为肺段、肺叶分布的阴影（图 3-10-12）。多发病灶可有融合，大量病灶聚集时病灶之间的边缘仍显示清楚。较小的增生性病变经治疗后可吸收消散或缩小，多数增生性病灶常逐渐纤维化，形成纤维条索或钙化，这也是另一个与渗出性病变的鉴别点。

③坏死性病变：肺结核的干酪样坏死病灶通常是由结核分枝杆菌经支气管或血行播散而产生，直径一般在 10mm 左右，表现为散在的密度较高而轮廓较模糊的斑点、结节状影，如病灶多而密集可有融合表现。其边缘往往伴有纤维增生，可形成一层较薄的纤维包膜。病灶较大者轮廓较为清楚，少数有长毛刺及浅分叶，部分结节有斑点状、斑块状及环弧形钙化，远侧胸膜粘连，多伴有卫星灶。干酪性肺炎多由大片渗出性结核性病变很快发生干酪样改变所致，有时也可由多个小的干酪性病灶融合所致。

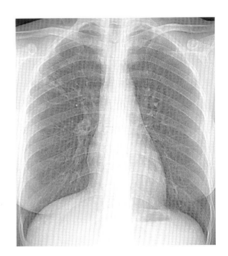

图 3-10-12 增生性病变 X 线胸片表现

右肺上野斑片影及结节。

X 线表现呈肺段或肺叶分布的致密实变，其内可见支气管扩张（图 3-10-13）、液化及空洞，空洞内有时可见到气 - 液平面，形成类似蜂窝状的影像学表现。

2）CT

①渗出性病变：CT 表现常为片状或云絮状 GGO 或肺实变。CT 所见的 GGO 是指肺内出现的模糊的肺实质密度增高区，其中支气管、血管边缘可见，常由气腔部分被填充、间质增厚、肺泡部分塌陷、毛细血管容量增加等一种或几种因素引起。而肺实变是指由渗出物或其他病变产物

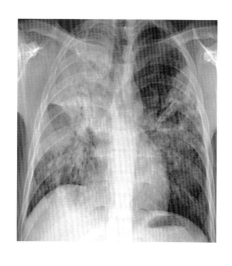

图 3-10-13　干酪样肺炎 X 线胸片表现

双肺中上野致密影，其内见多发小空洞及支气管扩张。

取代了肺泡内的空气，使肺变为实性密度；CT 肺窗上肺实变表现为肺实质密度均匀增高，遮盖了血管影和气道壁，纵隔窗上表现为密度高于肺组织（图 3-10-14），类似于软组织密度的病灶。继发性肺结核的实变则以局灶性片状不均匀实变为主，主要累及上叶尖段、后段及下叶背段，其渗出实变常转变为空洞及液化坏死。

②增生性病变：CT 常表现为边缘清晰的斑点、结节，甚至团块状影。小叶中心性结节：继发性肺结核常见斑点状小叶中心分布的结节或树枝状线样阴影，反映了结核分枝杆菌在支气管内的蔓延，这是由结核肉芽肿性炎症和坏死充满并围绕终末支气管和呼吸性细支气管所致。结核结

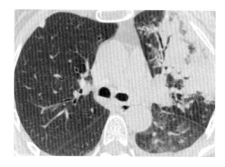

图 3-10-14　肺实变 CT 表现

左肺高密度灶，可见空气支气管征，左肺下叶背段散在磨玻璃影。

节：多个小结节可融合形成较大结节。这些较大结节多呈圆形或椭圆形，边界清晰，可伴分叶。病灶以增生为主，也可伴内部密度不均匀的液化坏死区域。增生性病变可见于近肺门侧，也可见于胸膜侧。其中，近胸膜处的增生性病灶常伴胸膜增厚，且增生性病变周围常见卫星灶（图 3-10-15、图 3-10-16）。增强扫描，病灶增强不明显，或呈不均匀增强，内部坏死区域呈无明显增强的相对低密度区。

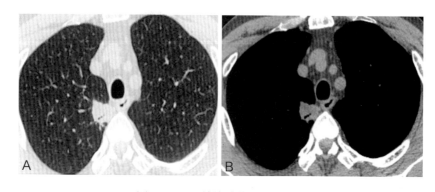

图 3-10-15　结核结节 CT 表现 1

A. 肺窗示右肺上叶结节边界清晰，其内可见空气支气管征，周围见少许卫星灶；B. 纵隔窗示病灶有斑片状低密度影，邻近胸膜增厚。

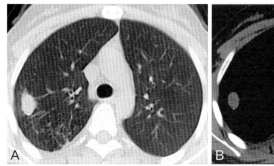
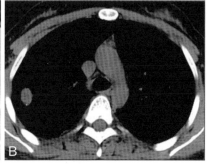

图 3-10-16　结核结节 CT 表现 2
A. 肺窗示右肺上叶后段结节样高密度灶，边界清晰，周围见点状、条索状高密度灶（卫星灶）；B. 纵隔窗示病灶内密度不均匀，后缘见点状钙化。

③坏死性病变：CT 较 X 线更容易发现肺内较小病变，并可观察细微结构的变化。

散发结节灶：继发性肺结核散在的干酪样坏死灶在 CT 上多表现为散在的斑点、结节状病灶，边缘多模糊不清，病灶密度多较均匀，多发病灶间可有融合现象，以双肺上叶及下叶背段为主。坏死性空洞：当病灶融合为较大结节状病灶时边缘较光滑，呈浅分叶状，少数边缘可见粗细不均的毛刺。大结节灶内的组织发生液化坏死，经支气管排出后，在病灶内部形成空洞，多为厚壁空洞病灶（图 3-10-17、图 3-10-18），偶可见气 - 液平面。增强后病变呈不均匀增强，内部干酪样坏死组织不增强，与周边强化的肉芽组织形成明显对比，病灶周边可见卫星病灶（图 3-10-19）。结核瘤：约 5% 的继发性肺结核的坏死性病变表现为结核瘤。CT 通常表现为边缘清晰锐利，直径 0.5 ~ 4cm 的圆形或类圆形病灶，但也可见毛刺等表现。结核瘤以上叶常见，约 80% 为单发，20% 为多发。卫星灶与较大的病灶在组织学上是相同的。钙化见于 20% ~ 30% 的病例。增强 CT 扫描显示结核瘤常有环形或曲线样强化（图 3-10-20）。

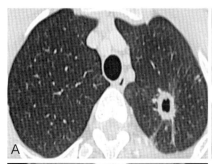
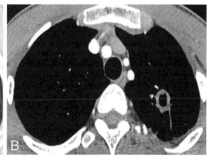
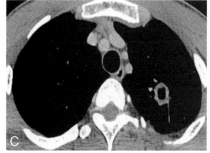

图 3-10-17　结核性空洞 CT 表现 1
A. 平扫示左肺上叶尖后段厚壁空洞，边缘伴长毛刺，周边可见微结节；
B、C. 增强扫描，洞壁可见明显不均匀强化，邻近胸膜增厚、粘连。

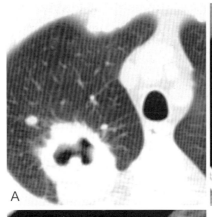
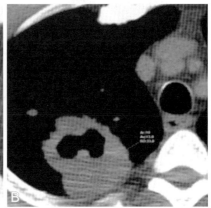

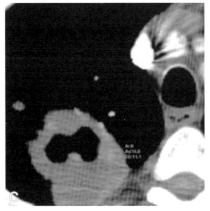

图 3-10-18 结核性空洞 CT 表现 2
A. 肺窗示右肺上叶片状高密度灶，内见不规则厚壁空洞，边缘见长毛刺；B. 纵隔窗示洞周结节状高密度灶，邻近胸膜轻度粘连；C. 增强扫描，洞壁边缘强化。

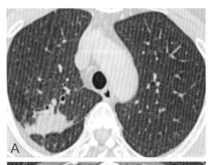
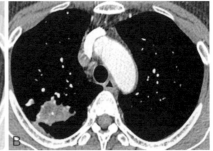

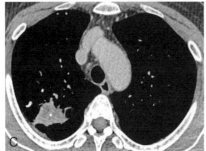

图 3-10-19 结核干酪样坏死病变 CT 表现
A. 平扫示右肺上叶后段胸膜下片状致密影，边缘毛糙，边界清晰；B、C. 增强扫描，病灶中心干酪样坏死无强化，周围见明显强化的环壁，邻近胸膜增厚、粘连。

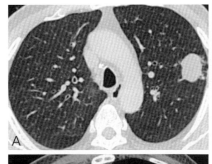
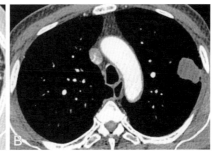
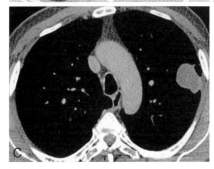

图 3-10-20　结核瘤 CT 表现
A. 平扫示左肺上叶胸膜下肿块，边缘光滑，边界清晰，周边伴毛刺；B、C. 增强扫描，肿块呈环形强化，邻近胸膜增厚。

干酪性肺炎：CT 表现为双肺多发小片状实变，有时可融合，也可出现干酪溶解区，部分病灶可见钙化点，有时可见空气支气管征。这些小片实变相互融合可表现为肺段或肺叶的实变，密度多不均匀，多见于上叶及下叶背段，以一个肺段、一个肺叶甚至一侧全肺显示大片状实变，轮廓模糊，密度较大叶性肺炎高且不均匀，其中见多个融合区。病灶内厚壁空洞常见，壁厚多为 3~5mm，内壁常显示有不规则的结节样突起，可能为内壁附着的干酪样坏死物质，部分空洞内可见气 - 液平面。

（2）常见征象

1）空气支气管征：病变区域内支气管通常保持开放，故在密度增高、气体减少的肺背景上，可观察到充盈气体的低密度支气管影，表现为空气支气管征。

2）"晕"征：CT 表现为围绕在肿块或结节周围的略低于肿块或结节密度而又高于正常肺组织密度的环形 GGO，类似日晕。其成像基础是实性病变周围的炎性渗出物或出血，是活动期结核病的征象（图 3-10-21）。

3）"反晕"征：HRCT 表现为病灶中心为相对低密度的 GGO，周围是新月形或环形更高密度的 GGO 或实变（图 3-10-22）。

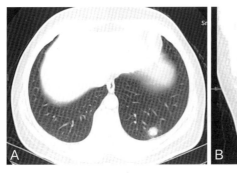
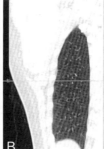
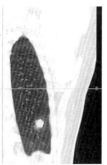

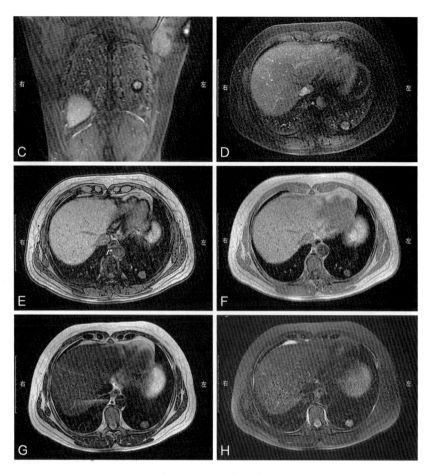

图 3-10-21 "晕"征
A、B. HRCT 平扫肺窗；C～H. 胸部 MRI 示左肺下叶"晕"征。

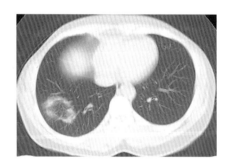

图 3-10-22 "反晕"征 CT 平扫表现
肺窗示右肺下叶"反晕"征。

（3）其他：肺毁损，肺内空洞、胸腔积液、胸膜增厚、粘连。

4. 气管支气管结核（tracheobronchial tuberculosis，TBTB）　是指 MTB 感染段以上支气管。

（1）典型表现

1）X 线：可分为直接征象和间接征象。直接征象：气管支气管管腔不规则狭窄、堵塞、腔内结节和管壁增厚，通常见于比较严重的支气管结核病变。间接征象：局限性阻塞性肺不张、肺气肿、沿支气管束的肺内播散性病变、肺门或纵隔淋巴结增大等。X线不易直接显示气管支气管结核，需进行连续动态观察，发病初期常先有肺内浸润渗出病灶，少数伴有纵隔或肺门淋巴结肿大；之后出现相应肺段、肺叶或全肺不张，阻塞性肺炎或肺气肿；病变进展出现肺内播散性病灶；经有效治疗后病灶全部或大部分被吸收，使不张的肺复张，少数不复张或复张不全。

2）CT

①气道受累直接征象：多发支气管受累，受累程度较广泛，病变支气管与正常支气管分界不清。其中同侧支气管多处受累者较多，双侧支气管同时受累者较少。受累支气管壁及管腔的改变，受累的支气管壁常呈不均匀增厚，病变处管壁可见结节样突起，由于支气管管壁的增厚主要由黏膜病变造成，其增生的组织一般只凸向管腔，因而造成管壁不规则增厚，管腔内径变小，但是管腔的外径未见增大。相应支气管扭曲、变形、狭窄，远端可合并柱状支气管扩张。增厚的支气管壁可见较长的线状钙化。

②气道受累间接征象：多数患者伴有沿支气管播散性病灶，表现为沿一段或亚段小支气管肺纹理分布的斑片、结节，以"树芽"征、小叶中心性结节为主（图3-10-23、图3-10-24）。部分病例肺部影像仅可见段性分布的结节灶和"树芽"征，而气道内的病损却非常严重。

③淋巴结核支气管瘘：主要表现为纵隔、肺门淋巴结肿大及钙化，而纵隔、肺门淋巴结钙化对本病诊断具有一定意义。胸内淋巴结核常见4、5、7和10区淋巴结肿大，可单独存在或与肺内支气管播散病灶伴随存在。肿大淋巴结压迫气道可致气道狭窄，病变穿破气道即形成淋巴结支气管瘘。

（2）常见征象：支气管色素沉着性纤维化（bronchial anthracofibrosis，BAF）。TBTB引起气道黏膜损伤和慢性炎症，支气管黏膜可出现色素沉着并伴管腔的多发性狭窄和闭塞，以右中肺和两上肺多见，常伴管壁周围淋巴结肿大，支气管壁和淋巴结钙化。

（3）其他：阻塞性肺不张；阻塞性肺炎；气道播散病变；气管及支气管瘘。

5. 结核性胸膜炎

1）X线

①干性胸膜炎：表现常无异常发现，仅见呼吸运动受限。若局部出现胸膜增厚或粘连，则可见胸壁内侧粗条状阴影，或膈角变钝。

②结核性渗出性胸膜炎：胸腔积液达到300ml以上时，可见肋膈角消失、变钝，呈一处小凹面；液量增至500~1 000ml时，表现为患侧肺野密度上淡下浓，外侧高、内侧低的凹形阴影。边缘模糊，密度均匀一致（图3-10-25）。肋间隙增宽、纵隔、心脏可向对侧移位；大量胸腔积液时仅肺尖部透亮，整个患侧胸腔呈高密度致密影，均匀一致。肋间隙增宽，纵隔向对侧移位（图3-10-26）。

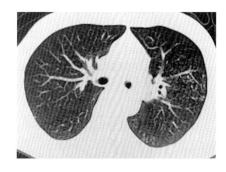

图3-10-23 局部气道播散CT表现
左主支气管管腔略狭窄，肺内段性分布小结节。

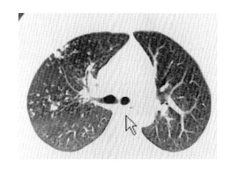

图3-10-24 管壁增厚伴气道播散CT表现
右肺上叶支气管管壁增厚，管腔狭窄，伴气道播散性小结节。

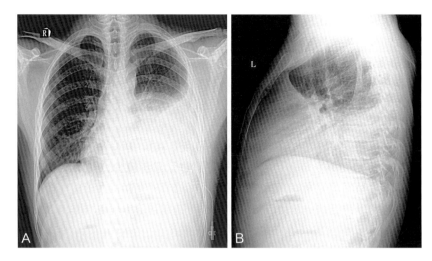

图 3-10-25 胸腔积液（中量）X 线表现

A. 正位片示左侧胸腔大片外高内低致密影，密度均匀，上缘达第 3 前肋水平，左侧膈肌及肋膈角消失；B. 侧位片示心后间隙及心前间隙下部密度增高。

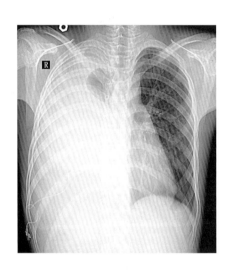

图 3-10-26 胸腔积液（大量）X 线表现

右侧肺野密度均匀的高密度致密影，仅右上肺野纵隔旁可见局限透亮的含气肺组织影；右侧膈面及肋膈角消失，纵隔、气管轻度左移。

③结核性脓胸：因胸膜表面干酪样物质及钙盐沉着，常表现为胸膜增厚和胸膜钙化。增厚胸膜使肺野透亮度减低，于侧胸壁内侧可见增厚的宽带状浓密阴影。胸膜钙化可呈分层状、砂粒状钙化。阴影密度极高，不规则，但边缘清晰，包绕于肺的表面。

2）CT

①单纯渗出性胸膜炎：主要征象为游离性胸腔积液。纵隔窗表现为沿后胸壁的弧形或新月形高密度灶，密度均匀，边缘清晰，光滑，凹面向前，CT 值略高于水。当积液量增加时可呈新月形。较大量的胸腔积液可将肺压迫向内形成不同程度的肺不张（图 3-10-27），多发生于肺下叶后部。

②单纯局限性胸膜炎：纵隔窗表现为后胸壁线状或不规则条状高密度灶。少部分中大量胸腔积液的患者在接受抗结核治疗后，虽然短期内胸腔积液吸收，但胸膜上出现单发及多发性软组织密度结节灶，边缘光整（图 3-10-28）。增强后略有强化或不强化（图 3-10-29）。

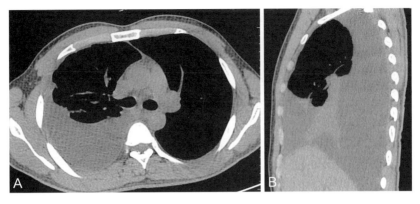

图 3-10-27 游离性胸腔积液 CT 表现
A. 纵隔窗示右侧胸腔大量积液；B. 矢状位重组示肺组织被压缩。

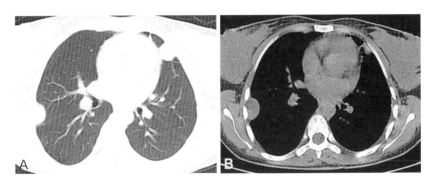

图 3-10-28 单纯局限性胸膜炎 CT 表现
A、B. 双侧胸膜多发软组织密度结节灶，边缘光整。

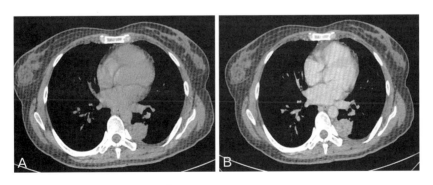

图 3-10-29 胸膜结核瘤 CT 表现
A. 纵隔窗；B. 增强扫描，左侧胸膜结核瘤不均匀轻度强化。

③慢性胸膜病变：结核性脓胸多表现为圆形或新月形液体积聚，脏胸膜和壁胸膜分离，并有典型的胸膜增厚或不同程度的胸膜钙化。胸膜钙化 CT 表现为胸壁肋骨内侧面的斑点、条索或弧形致密灶。包裹性脓胸多位于侧胸壁或后下胸壁，呈大小不等的圆形、类圆形或"D"字形密度增高、边缘清楚的阴影（图 3-10-30），因胸膜粘连可呈多房性。

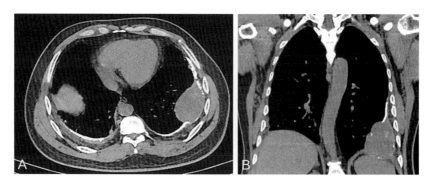

图 3-10-30 包裹性脓胸 CT 表现

A. 纵隔窗；B. 冠状位重组，双侧胸膜广泛钙化，左下侧胸壁包裹性积液、机化。

3）MRI

①游离性胸腔积液：因含水较多，表现为 T_1WI 低信号、T_2WI 高信号（图 3-10-31）。

②结核性胸膜炎：因有大量纤维蛋白沉积于胸膜形成"纤维板"，病变迁延机化，最终导致胸膜纤维化。纤维细胞中含水少，因此在 T_1WI 和 T_2WI 均表现为低信号（图 3-10-32、图 3-10-33）。结核性胸膜炎常引起胸膜广泛钙化。钙化在任何 MRI 序列中均表现为极低信号。

③胸膜结核瘤：其中的干酪物质呈低至等信号改变，而不同于一般液化坏死所表现的高信号（图 3-10-34、图 3-10-35）。结核结节中广泛的细胞变性，巨噬细胞吞噬作用而引起的铁质沉着，造成 MRI 信号减低。

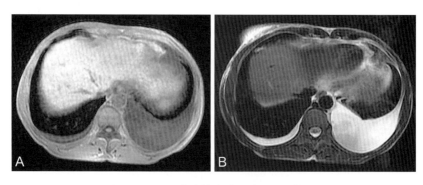

图 3-10-31 游离性胸腔积液 MRI 表现

A、B. 双侧胸腔积液，T_1WI 呈低信号，T_2WI 呈高信号，左侧积液量多于右侧。

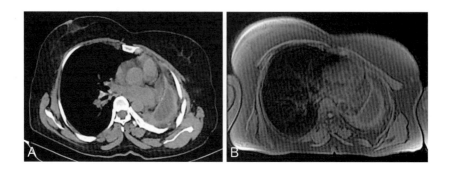

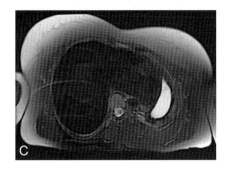

图 3-10-32 包裹性胸腔积液 CT 和 MRI 表现

A. 纵隔窗示左侧胸腔少量包裹性积液，胸膜明显增厚并点片状钙化，左侧胸廓塌陷，纵隔左移；B. T$_1$WI 示包裹性积液为低信号，增厚的胸膜及钙化为等低信号；C. T$_2$WI 示积液为高信号，增厚的胸膜及钙化呈低信号。

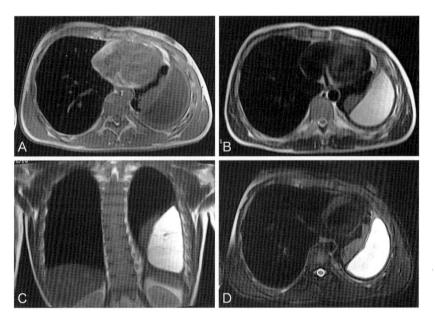

图 3-10-33 结核性脓胸（包裹性）MRI 表现

A. T$_1$WI 示左侧胸腔积液呈低信号，信号均匀，周围胸膜呈稍低信号（高于积液），左侧胸廓塌陷，纵隔左移，左肺组织受压；B、C. T$_2$WI 示左侧胸腔积液呈高信号，信号欠均匀，周围胸膜呈低信号；D. 脂肪抑制 T$_2$WI 示左侧胸腔积液仍为高信号，周围胸膜及受压不张的肺组织呈稍低信号。

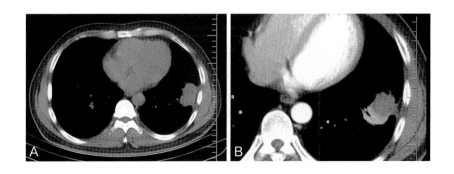

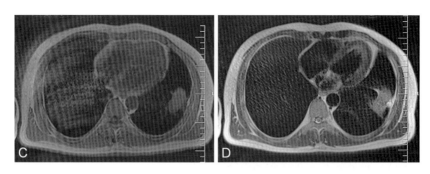

图 3-10-34 胸膜结核瘤（干酪样坏死）CT 和 MRI 表现

A. CT 纵隔窗示左侧胸壁下形态不规则的软组织密度结节，密度欠均匀，与胸膜粘连；B. CT 增强扫描，动脉期示病灶大部分无强化且密度均匀，仅后部近边缘部分呈中等程度强化；C. T₁WI 示病灶呈低信号；D. T₂WI 示病灶呈略高信号。

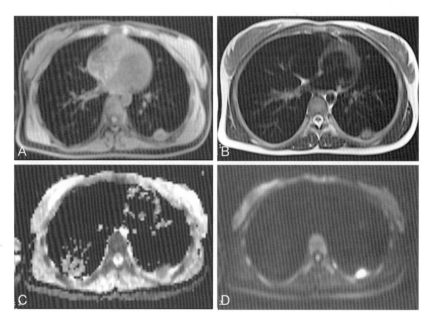

图 3-10-35 胸膜结核瘤 MRI 表现

A. T₁WI 示左后胸壁结节 T₁WI 略低信号，周围见环状相对略高信号；B. T₂WI 示左后胸壁结节呈混杂信号，中心部分信号较周围更低，边界清楚；C. ADC 图示结节呈低信号；D. DWI 示结节呈明显高信号。

【鉴别诊断】

1. **肺部炎症** 发病部位多位于肺中叶和下叶，呈叶、段样分布，表现为渗出和浸润的斑片、片状影，实变内可见空气支气管征，抗感染治疗后病灶有吸收变化。

2. **肺癌** 中央型肺癌表现为肺门处结节或肿块，边缘不清，多有分叶征，伴有肺门和纵隔淋巴结肿大，并有阻塞性肺炎、肺不张等改变；周围型肺癌表现为结节或肿块，密度均匀，边缘清楚，常单发，可见分叶、毛刺、"空泡"征和胸膜牵拉凹陷等。

3. **淋巴性转移肺癌** 表现为癌性淋巴管炎，支气管血管束不规则增粗，可见典型的结节状间隔增厚，即"串珠"征。

4. **纵隔淋巴瘤** 主要见于中纵隔，部分可侵犯前、中纵隔或仅位于前纵隔，纵隔淋巴瘤多累及胸部多组淋巴结，肿块多向纵隔两侧生长，病变呈多发结节或 HRCT 可分辨的结节融合肿块，并包埋周围血管结构；T_1WI 呈等或略高信号（与肌肉相比），T_2WI 呈稍高信号，DWI 为较明显高信号，增强扫描呈均匀中等强化。

【案例分析】

案例 1 男性，29 岁。因外伤发现肺内肿块 3 个月。无发热、咳嗽、胸闷和胸痛等症状。实验室检查：WBC 6.09×10^9/L，N% 92.3%，RBC 4.54×10^{12}/L，PLT 385×10^9/L，ESR 18mm/h，结核抗体（+）。患者胸部 CT 表现见图 3-10-36。

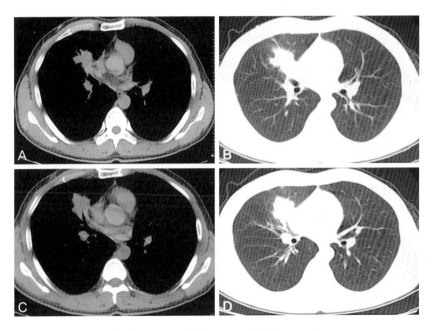

图 3-10-36 案例 1，CT 表现（A～D）

■ 影像征象：

1. 右肺中叶团片状实变。

2. 右肺中叶支气管管壁增厚，内侧段支气管管腔狭窄、远端闭塞。

■ 印象诊断：

1. 右肺继发性肺结核。

2. 右支气管结核。

■ 诊断要点：

1. 患者血细胞沉降率（ESR）18mm/h（正常男性 15mm/h），结核抗体（+）。

2. 右肺实变，支气管管壁增厚及管腔狭窄闭塞。

案例 2 男性，31 岁。咳嗽、气促伴食欲不振 3 周。胸部 CT 表现见图 3-10-37。

■ 影像征象：

1. 双肺弥漫性微结节，结节大小、分布、密度均匀。

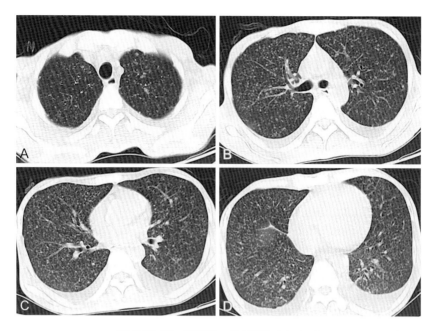

图 3-10-37 案例 2，CT 表现（A ~ D）

2. 双侧胸腔积液。

■ 印象诊断：

1. 急性血行播散性肺结核。

2. 双侧胸腔积液。

■ 诊断要点：年轻男性，双肺弥漫微结节，病灶在分布、大小及密度上有"三均匀"特点。

思考题

1. 支气管结核患者的胸部 CT 可以出现的改变是什么？

2. 急性血行播散性肺结核的主要影像学特点是什么？

（侯代伦）

推荐阅读

[1] 安超，张晨，郑广平，等. 基于深度学习的胸部 X 线肺结核检测研究及多中心临床验证. 放射学实践，2022，37（6）：704-709.

[2] 任荣，程晰，刘荣荣，等. 艾滋病合并粟粒性肺结核的 CT 影像与 CD_4^+ T 淋巴细胞低下程度的相关分析. 新发传染病电子杂志，2021，6（3）：242-246.

[3] 中华医学会放射学分会传染病学组，中国医师协会放射医师分会感染影像专业委员会，中国研究型医院学会感染与炎症放射专业委员会，等. 肺结核影像诊断标准. 临床放射学杂志，2020，39（11）：2142-2146.

[4] QIN Z Z, SANDER M S, RAI B, et al. Using artificial intelligence to read chest radiographs for tuberculosis detection: A multi-site evaluation of the diagnostic accuracy of three deep learning systems. Sci Rep, 2019, 9(1): 15000.

第十一节 诺卡菌病

【临床概述】

诺卡菌病（nocardiosis）是由诺卡菌所致的一种急性或慢性化脓性或肉芽肿性病变。诺卡菌现归类于细菌，多存在于土壤或水中，可由呼吸道吸入、经破损皮肤或消化道进入而引起感染，常为散发病例。病理特征是化脓性炎症与坏死。

临床常呈亚急性或慢性起病，按侵犯器官不同可引起局部或全身感染症状，常累及肺部，出现咳嗽、气短、胸痛、咯血、发热、盗汗、体重减轻和进行性疲劳等症状；侵犯胸膜引起脓胸；侵及胸壁及皮下组织可形成瘘管；可通过血行播散蔓延至肺外，其中脑膜炎和脑脓肿可占40%。病原学检查：对临床标本直接涂片镜检，以找到诺卡菌的病原学证据作为确诊本病的金标准。目前临床上首选磺胺类药物治疗。一般预后尚好，但系统性、播散性诺卡菌病及侵犯脑部者多预后不良。

【影像诊断要点】

1. **典型表现** 肺内诺卡菌病常表现为双肺多发结节、团块影，伴多发空洞形成。肺外诺卡菌病可播散至颅脑，表现为脑膜炎症和多发脑脓肿。

2. **影像分期**

（1）早期（渗出实变或炎性肉芽肿期）：双肺多发结节及团块影，大小不一，可伴斑片状GGO及实变（图3-11-1A）。部分结节及团块影密度不均匀，可见液化坏死区。

（2）进展期（空洞形成期）：双肺多发结节、团块影，伴多发空洞形成（图3-11-1B）。

（3）转归期（修复期）：原双肺多发结节、团块、斑片影，较前减小、变少，空洞较前缩小、洞壁变薄（图3-11-1C）。

3. **常见征象**

（1）多发结节、团块影，合并多发空洞形成。

（2）局限或弥漫斑片状GGO、实变。

4. **其他** 1/3的患者出现胸腔积液，多为脓性，纤维钙化少见。

【鉴别诊断】

肺诺卡菌病影像上常需与伴空洞的其他病原体感染相鉴别。

1. **肺脓肿** 多为化脓菌经吸入或血行途径感染，影像常表现为大片状浸润实变和/或多发

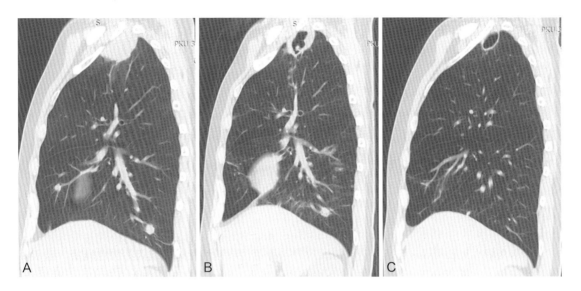

图 3-11-1　肺诺卡菌病 CT 表现

A. 炎性肉芽肿期，双肺多发结节及团块影，大小不一，病变边缘见磨玻璃影；B. 空洞形成期，双肺多发结节、团块、斑片影，较前明显增多，部分结节或团块影内见多发空洞形成；C. 转归期，双肺多发结节、团块、斑片影，较前明显减少、变小，空洞较前缩小、洞壁变薄。

结节、团块影中出现含有液平面的厚壁空洞，边缘模糊，常规抗感染治疗有效，较短时间内明显吸收。

2. **继发性肺结核**　多发于肺上叶尖后段和下叶背段，可见薄壁或厚壁空洞，内壁光整，周围可见支气管播散灶、"树芽"征或纤维条索、钙化等卫星灶。

3. **侵袭性真菌感染**　常见于皮质激素、免疫抑制剂或长期大量应用广谱抗生素的患者。病变范围较广泛，引起肺部炎症、化脓和肉芽肿性病变，影像上可出现双肺多发斑片、结节或团块影，伴空洞形成，周围可见"晕"征。

【案例分析】

男性，39 岁。半年前确诊为非霍奇金淋巴瘤，化疗后出现化学性肺损伤，给予激素持续治疗。现间断发热、咳嗽 10 余天，最高达 39.6℃，经广谱抗生素及抗真菌治疗，无明显好转。同时左侧大腿、背部及右手大鱼际皮肤多处出现红色结节，触痛，有脓性物质。实验室检查：WBC 11.35×10^9/L，NEUT% 88.9%。患者胸部 CT 表现见图 3-11-2。

■ 影像征象：

1. 双肺多发结节及团块影，见多发空洞形成，未见气 - 液平面。

2. 双肺散在磨玻璃影，边界模糊，以双下肺为主。

■ 印象诊断：需考虑诺卡菌病可能。

■ 诊断要点：

1. 淋巴瘤患者，化疗及激素治疗致免疫力低下状态。

2. 亚急性起病，不明原因发热，白细胞计数升高，低蛋白血症，广谱抗生素及抗真菌治疗无效。

3. 双肺多发结节及团块伴空洞形成、双肺斑片状实变表现。

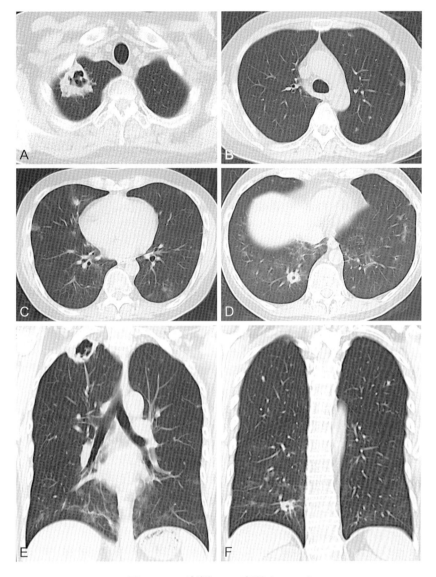

图 3-11-2 案例，CT 表现（A～F）

4. 合并皮肤感染。

5. 超声引导下右手大鱼际穿刺抽出脓液，细菌培养结果为诺卡菌；痰培养结果亦为诺卡菌，从而确定诊断。

思考题

1. 诺卡菌病的典型影像学表现是什么？

2. 出现"多发结节或团块伴空洞"的诺卡菌病需与哪些其他类型的感染性疾病相鉴别？

3. 诺卡菌病的影像分期及各期表现是什么？

4. 病例分析　女性，70岁。因"大动脉炎激素治疗9年，间断低热伴多发皮下红色疼痛结节"入院。实验室检查：血白细胞及中性粒细胞比例正常。患者胸部 CT 及头颅 MR 表现见图 3-11-3。

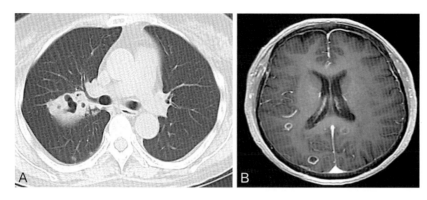

图 3-11-3　患者胸部 CT 及头颅 MR 表现（A、B）

（1）本病例的影像学表现包括

A. 磨玻璃影 B. "树芽"征

C. 空气支气管征 D. 结节、团块伴空洞

E. "铺路石"征

（2）本病例的影像诊断可能是

A. 肺脓肿 B. 继发性肺结核

C. 侵袭性真菌感染 D. 肺孢子菌肺炎

E. 诺卡菌病

（3）以下疾病的影像学表现正确的是

A. 肺脓肿表现为大片状浸润实变影中出现含有液平面的厚壁空洞

B. 继发性肺结核可见薄壁或厚壁空洞，内壁光整，周围见支气管播散灶

C. 肺内诺卡菌病常表现为多发结节、团块，伴空洞形成

D. 肺外诺卡菌病常播散至颅脑，表现为多发脑脓肿

E. 侵袭性真菌感染可表现为双肺多发斑片、结节或团块影，伴空洞及"晕"征

病例分析答案：（1）D；（2）E；（3）ABCDE

（王晓华）

📖 **推荐阅读**

[1] 李凤玉，覃赞梅，杨美玲，等. 肺诺卡菌病 19 例临床特点及诊疗分析. 广西医科大学学报，2022，39（7）：1147-1152.

[2] 叶涛，杨杰，傅昌瑜，等. 肺诺卡菌病的胸部 CT 特征. 国际呼吸杂志，2020，40（24）：1862-1867.

[3] 曾伟金，杨有优，赵振军，等. 4 例肺奴卡菌病的影像学表现及文献复习. 临床放射学杂志，2018，37（7）：1225-1227.

[4] ERCIBENGOA M, CÀMARA J, TUBAU F, et al. A multicentre analysis of Nocardia pneumonia in Spain: 2010—2016. Int J Infect Dis, 2020, 90: 161-166.

[5] SILWAL S, MIR M, BOIKE S, et al. Disseminated nocardia brain abscess presenting as primary lung cancer with brain metastasis. Cureus, 2023, 15(8): e43631.

第十二节　放线菌病

学习目标

1. 掌握肺放线菌病的影像诊断要点。
2. 熟悉肺放线菌病的影像鉴别诊断和临床表现。

【临床概述】

放线菌（*actinomyces*）是革兰氏阳性厌氧菌，因生长细丝并逐渐盘绕成团，因此得名。正常寄居于人和动物的口腔、上呼吸道、胃肠道和泌尿生殖道。放线菌病主要侵犯头颈部、腹部和肺部，是一种少见的慢性或亚急性化脓性感染性疾病，主要由以色列放线菌引起，病变以多发脓肿和瘘管形成，脓性分泌物中以含有硫磺样颗粒为特征。本节主要介绍肺放线菌病。

肺放线菌病临床表现缺乏特异性，常表现为咳嗽、咳痰、咯血、胸痛、发热。部分患者可伴盗汗、体重减轻、乏力、呼吸困难等症状。放线菌感染往往不受解剖学屏障的限制，易侵犯胸膜引起胸膜炎或脓胸，也可侵犯纵隔、胸壁引起脓肿、瘘管。当患者胸壁瘘管排出含有黄色颗粒的脓液或咳痰中发现硫磺样颗粒时，对诊断肺放线菌病具有特殊意义。

肺放线菌病的确诊依靠病理及微生物学检查，但痰培养阳性率较低，组织活检成为主要的确诊手段。镜下可见到放线菌较特征性的菌团，周围为嗜酸性长菌丝放射状排列。青霉素 G 为标准用药，首选大剂量、长疗程青霉素，若对青霉素过敏，可选择头孢类、磺胺类或林可霉素等抗生素治疗。经正规抗感染治疗后通常预后较好，但对继发脓胸和咯血的患者，建议手术治疗。

【影像诊断要点】

放线菌常跨叶、跨段、跨解剖间隙播散，因此影像学表现多样，缺乏特异性。

1. **典型表现**　"空洞 - 悬浮气泡"征为本病特征性表现，即以团块内空洞为主要特征的薄壁空洞，内壁光滑，明显强化，空洞内可有液化灶、散在悬浮的小圆形或条状气体影，且不形成气 - 液平面。因为空洞内为真空状态，气体分布与重力无关，所以气体悬浮于空洞内，一般不形成气 - 液平面，这也是肺放线菌区别于其他空洞性病变最具特征的表现。

有学者通过与组织病理学对照分析认为，放线菌病空洞的壁由含少量纤维的肉芽组织和含放线菌、硫磺样颗粒及炎性细胞的组织组成，空洞内低密度无强化的物质为坏死组织和大量放线菌及硫磺样颗粒，空洞内的气体密度影为含硫磺样颗粒、放线菌的微脓肿或残存的扩张支气管。

2. **影像分期**

（1）早期：外周肺组织的不规则小结节或局限条片状影，边缘模糊，周围可见"晕"征。

（2）中晚期：病灶体积逐渐增大呈团块状，并可见节段性实变。病灶内可见多发斑片状低密度液化坏死区。典型者可见中心空洞及液体、小类圆形气体影，增强扫描空洞壁明显强化。空洞内气体分布与重力无关且悬浮存在，不形成气 - 液平面。大范围实变可以跨过叶间裂并扩散进入邻近肺叶，病灶内空洞也可跨叶间裂沟通，同时可合并病灶周围支气管扩张，伴或不伴小叶间隔增厚。

3. **常见征象** 空气支气管征、纵隔淋巴结肿大、胸腔积液及胸膜增厚。

4. **其他** 感染也可累及纵隔、胸膜和胸壁，引起脓胸、软组织肿胀、骨质破坏。

【鉴别诊断】

1. **肺脓肿** 好发于双肺下叶，典型者常表现为厚壁空洞，其内可见气 - 液平面，周围可见云絮样模糊影。空洞可多腔相通，抗感染治疗后病变消退明显。患者多有高热、寒战病史，有助于鉴别。

2. **结核性空洞** 好发于双肺上叶及下叶背段，周边可见卫星灶，洞壁可见钙化，抗结核治疗后空洞体积缩小。

3. **癌性空洞** 空洞形态不规则，多为厚壁空洞，内壁多毛糙并可见壁结节，周边见阻塞性肺炎或肺不张。肺放线菌病空洞的内壁光滑，无壁结节，可见"空洞 - 悬浮气泡"征。

4. **肺曲霉菌病** 典型者可见"空气半月"征，团块周边多伴"晕"征，鉴别需细菌学检查。

思考题

1. 肺放线菌病的空洞特点是什么？
2. 影像表现为空洞的肺放线菌病需要与什么疾病相鉴别？

（李　莉）

推荐阅读

[1] 牟江，邱菊，刘翩，等. 以典型空气漂浮征为主要影像表现的肺放线菌感染一例. 临床内科杂志，2020，37（9）：663-664.

[2] 俞丽，陶敏敏，高芙蓉，等. 肺放线菌病的 CT 影像表现. 医学影像学杂志，2020，30（6）：1108-1109.

[3] BOOT M, ARCHER J, ALI I. The diagnosis and management of pulmonary actinomycosis. J Infect Public Health, 2023, 16(4): 490-500.

[4] KHO S S, GANAPATY S, OMAR N, et al. Opportunistic actinomycosis in pulmonary alveolar proteinosis. Thorax, 2022, 77(8): 842-843.

[5] ROUIS H, MOUSSA C, AYADI A, et al. Pulmonary actinomycosis mimicking lung malignancy: about two cases. Heliyon, 2023, 9(10): e20070.

第四章　深部真菌病

第一节　隐球菌病

学习目标

1. 掌握各系统隐球菌病的影像诊断要点。
2. 熟悉隐球菌病的临床表现、实验室检查、确诊依据及影像鉴别诊断。
3. 了解隐球菌病不同影像学表现的病理基础。

【临床概述】

隐球菌病（cryptococcosis）是一种少见的机会性真菌感染，多由新型隐球菌引起。宿主主要通过吸入新型隐球菌的孢子发病。根据患者免疫状态差异，隐球菌感染可局限于肺部，也可经血行播散至中枢神经系统、骨骼及皮肤等多系统。同时 2 个不连续部位受累者可诊断为全身播散性隐球菌病。免疫功能正常和低下者均可感染，但主要发生于免疫功能缺陷尤其是 AIDS 患者，其他导致易感的基础疾病还包括糖尿病、霍奇金淋巴瘤、系统性红斑狼疮、结核、长期使用大剂量糖皮质激素和 / 或免疫抑制剂等。免疫功能正常者隐球菌病发病率低，且易表现为无症状的肉芽肿性炎症，病程较隐匿。近几十年隐球菌感染发生率明显上升，男女发病之比约 2∶1。隐球菌感染的死亡率达 10%～44%，早期诊断和积极治疗可降低死亡率。

新型隐球菌对中枢神经系统侵袭力较高，感染分为四种类型：①脑膜脑炎型；②类梗死型；③梗死型；④肉芽肿型。常见感染部位是以基底节区、脑桥腹侧、脑底池为主的脑膜。免疫功能正常者常见隐球菌脑膜炎，AIDS 患者常见脑实质弥漫炎症。临床特点为慢性或亚急性起病，突出表现为剧烈头痛，常伴有发热，脑膜刺激征阳性，脑脊液压力明显增高，糖含量降低。

肺隐球菌病（pulmonary cryptococcosis，PC）为新型隐球菌感染引起的亚急性或慢性内脏真菌病。单独肺部感染约占 20%，临床表现为低热、轻咳、咳少量黏液痰或血痰、胸痛、乏力、体重减轻等，约 1/3 患者无症状。实验室常规检查多正常。PC 分为四种病理类型：①外周肉芽肿型；②肉芽肿性肺炎型；③毛细血管或间质内感染型；④肺组织实变型。前两种主要由支气管内播散引起，常发生于免疫功能正常者，感染多为一过性，病理上常表现为孤立性肉芽肿；后两种主要因隐球菌未有效清除，感染逐渐加重并发生血行播散，常见于免疫功能低下者，病理上常表现为粟粒性肉芽肿性肺炎，可累及多个肺叶。

本病确诊标准：常规无菌部位（除外黏膜）细针穿刺活检获得标本行组织病理、细胞病理或直接镜检见荚膜包裹的芽殖酵母；无菌标本（放置时间<24 小时）2 次培养显示隐球菌阳性；血

培养隐球菌阳性；脑脊液中荚膜抗原检测阳性。

【影像诊断要点】

1. 脑内隐球菌感染

（1）CT：可见脑水肿、非特异性脑白质异常密度（图 4-1-1）、弥漫性脑萎缩，可呈结节样或环形强化，周围可伴水肿或无水肿。

（2）MRI

① I 型（脑膜脑炎型）：早期为大脑底部和大脑表面、小脑背面、环池等处脑膜增厚，增强呈线样强化（图 4-1-2）。急性期弥漫性脑炎主要表现为脑水肿，脑实质内多发斑点状 T_1WI 低信号、T_2WI 高信号病灶，增强扫描强化不明显。中晚期常出现脑积水，可见脑室对称性轻中度扩张，以侧脑室扩张为著。

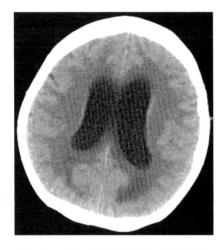

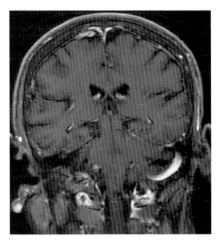

图 4-1-1 脑内隐球菌感染（脑膜脑炎型）CT 表现

女性，34 岁，免疫功能低下。双侧侧脑室旁对称分布片状低密度影，双侧额顶叶脑回略肿胀，双侧侧脑室扩张。

图 4-1-2 脑内隐球菌感染（脑膜脑炎型）MRI 表现

女性，40 岁，免疫状态不详。冠状位 T_1WI 增强扫描示冠状缝周围脑膜异常线样强化。

② II 型［类梗死型（胶样假囊）］：隐球菌沿血管周围间隙侵入，在双侧大脑半球深部白质、基底节区、丘脑、中脑被盖及小脑齿状核等部位产生假性胶样囊肿，为多发边界清晰的类圆形囊肿（图 4-1-3），单房或多房，T_1WI 呈低信号、T_2WI 呈高信号，T_2-FLAIR 信号复杂多样，DWI 呈高信号，周围水肿较明显，增强扫描囊壁轻度或明显环形强化，多房者可见典型"菊花瓣样"强化。

③ III 型（梗死型）：额、颞、顶叶及双侧基底节区等处多发斑片状 T_1WI 低信号、T_2WI 高信号，DWI 呈高信号，增强扫描无明显强化。

④ IV 型［肉芽肿型（隐球菌瘤）］：少见。常多发，少数单发；圆形或类圆形；T_1WI 呈等-稍低信号、T_2WI 呈等信号，部分中心 T_2WI 呈高信号（图 4-1-4），DWI 显示中心囊变为高信号，增强后呈结节样、环形、片状或"花环样"强化；可伴脑水肿、脑室、脑池受压移位及梗阻性脑积水。

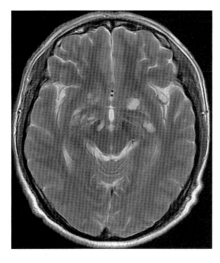

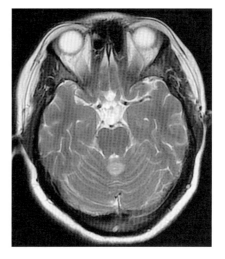

图 4-1-3　脑内隐球菌感染（类梗死型）
MRI 表现
男性，50 岁，免疫状态不详。轴位 T_2WI 示右侧中脑大脑脚及双侧基底节区多发类圆形稍高信号。

图 4-1-4　脑内隐球菌感染（肉芽肿型）
MRI 表现
女性，33 岁，免疫功能低下。轴位 T_2WI 示小脑蚓部类圆形稍高信号、中心呈点状高信号。

2. 肺隐球菌病

（1）X 线：单肺或双肺斑片状影或粟粒状结节，其内可见空洞，多为厚壁；也可表现为单发或多发结节或肿块（图 4-1-5）。

（2）CT

1）CT 分型：常分为以下四种类型。

①结节、肿块为主型：最常见，多见于免疫功能正常者。单发或多发，大小不等，形态可不规则，边缘可见分叶、毛刺（图 4-1-6A）。增强扫描，病灶多呈轻中度强化，主要位于肺外带及胸膜下。

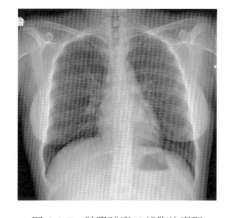

图 4-1-5　肺隐球病 X 线胸片表现
女性，33 岁，免疫功能正常。正位片示左下肺心影后类圆形稍高密度结节。

②实变和磨玻璃影（GGO）为主型：多局限，单发或多发，大小不等，密度不均匀，形态各异，可为 GGO、斑片状实变或胸膜下楔形实变（图 4-1-6B）。病变初期边缘模糊，亚急性期边界趋于清楚。较大病变常伴纤维条索影。

③弥漫混合型：常见于免疫功能低下者。表现为结节肿块、斑片状实变、GGO 等病灶共存，双肺受累多见（图 4-1-7）。

④弥漫粟粒型：较罕见，多见于免疫功能低下者，为 PC 沿血行播散所致，易被误诊为血行播散性肺结核。呈双肺弥漫性微小结节，大小均匀，直径 1～2mm，常位于小叶中心及胸膜下近血管处。

2）动态变化及治疗转归：连续追踪观察病灶变化，如短期内出现多发病灶、病灶融合、空洞形成，对诊断有价值。治疗后斑片状实变在短期内可明显吸收，肿块可变淡，病灶边缘模糊。部分结节灶及胸膜纤维化可长期存在。

3）PC 常见征象

①晕征：40% 结节肿块周围环绕 GGO，称为"晕"征（图 4-1-6A）。

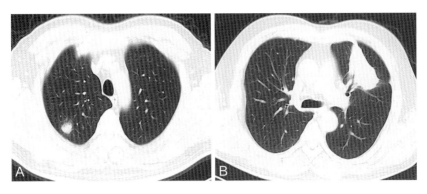

图 4-1-6 肺隐球病 CT 表现

A. 男性，46 岁，免疫功能正常，右肺上叶胸膜下孤立实性结节，边缘分叶、毛刺，周围伴磨玻璃影，即"晕"征；B. 男性，49 岁，免疫功能低下，左肺上叶楔形实变，边界清晰，内见空气支气管征、支气管走行自然。

②空气支气管征：实变内可见空气支气管征（图 4-1-6B）或"空泡"征，支气管走行可自然，也可近端阻塞、远端通畅。部分可因纤维化或机化牵拉而出现支气管扩张。

③空洞：部分实变和结节、肿块内可见坏死空洞（图 4-1-7），空洞壁内缘光滑，无附壁结节。文献报道空洞性病变及实变多见于免疫抑制患者，特别是 AIDS 患者，且以多发病灶为主。

4）其他：肺门纵隔淋巴结肿大、钙化、"树芽"征、小叶中心结节和胸腔积液少见。儿童 PC 与成人有所不同，肺 CT 以弥散粟粒状结节及纵隔、肺门淋巴结增大多见，且易累及全身多个组织器官。

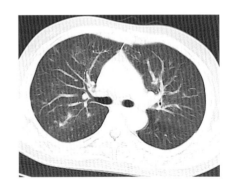

图 4-1-7 肺隐球菌病 CT 表现（弥漫混合型）

男性，25 岁，免疫功能低下。双肺多发磨玻璃淡片影及散在部分实性密度结节。

【鉴别诊断】

1. 脑内隐球菌病鉴别诊断

（1）颅内结核：脑内病灶有钙化，临床有结核症状。

（2）胶质瘤：MRI 表现为 T_2WI 以高信号为主的混杂信号，强化呈"花环"状，可有瘤结节，DWI 和 MRS 有助于鉴别。

2. PC 影像学表现与细菌性肺炎、肺脓肿、肺癌、肺转移瘤及肺结核均有相似之处，需要鉴别。

（1）细菌性肺炎：大叶性肺炎起病急，临床症状明显，有高热、寒战，血白细胞计数及中性粒细胞计数明显升高，胸部大片实变，影像学表现与症状一致。PC 影像学表现明显而临床症状相对较轻，实变相对分散。

（2）肺脓肿：临床感染症状明显，咳脓臭痰。急性期呈大片实变，坏死后形成厚壁空洞，壁内缘光整，外缘模糊，内见气 - 液平面，慢性期病灶周围明显纤维化。

（3）肺癌：肺癌肿块和结节边缘多见分叶、毛刺，可伴纵隔、肺门淋巴结肿大。PC 表现为实性结节或肿块时，边缘不规则，可伴空洞，临床及影像学表现与肺癌难以鉴别，且 PET/CT 检查时病灶 SUV 值亦增高，但纵隔、肺门淋巴结多不肿大为其特点。

（4）肺转移瘤：肺转移瘤结节多呈类圆形，边缘光滑，密度均匀，常多发；而 PC 病灶形态多样，大小不一，边缘多不清晰。

（5）肺结核：浸润性肺结核症状较 PC 明显，病灶多位于上叶尖后段和下叶背段，可为结节，可沿支气管播散，卫星灶和"树芽"征均可见，"晕"征少见，痰培养可确诊。干酪样肺炎有结核病史，病变快速进展，结核中毒症状明显，可伴大咯血，典型病灶密度较高，内有虫噬样空洞，并沿支气管播散。

【案例分析】

男性，48 岁。发热、气短 4 个月，最高体温 38℃。因结缔组织疾病长期接受激素、免疫抑制剂治疗。实验室检查：G 试验（＋）。支气管镜肺泡灌洗液无分枝杆菌感染证据，涂片见少量假丝酵母菌。抗真菌治疗后体温正常。患者胸部 CT 表现见图 4-1-8。

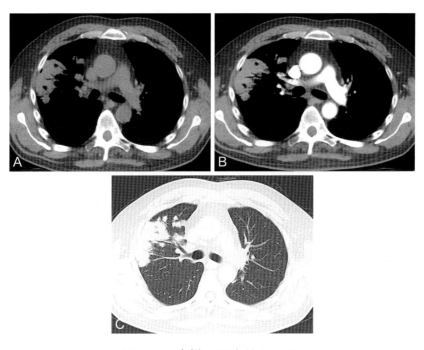

图 4-1-8　案例，CT 表现（A～C）

■ 影像征象：
1. 右肺上叶多发斑片状实变、实性结节影，增强扫描轻度强化，病变以胸膜下分布为主。
2. 实变内见空气支气管征（走行自然）及散在小空洞。
■ 印象诊断：肺真菌感染（隐球菌感染可能）。
■ 诊断要点：
1. 亚急性起病，临床表现为低热，既往因结缔组织病长期接受激素、免疫抑制剂治疗致免疫功能缺陷，G 试验阳性，肺泡灌洗液涂片见假丝酵母菌，抗真菌治疗后体温正常。
2. 胸部 CT 特征为右肺上叶多发斑片状实变、实性结节，轻度强化，伴空气支气管征及散在小空洞，符合 PC 以实变为主的影像学表现，且影像学表现与临床症状不平行。

思考题

1. 免疫功能正常的 PC 患者的典型影像学表现是什么？
2. 肺内呈结节肿块表现的 PC 需与什么疾病相鉴别？
3. 脑内隐球菌感染的影像学表现分型及各型表现是什么？
4. 病例分析　男性，25 岁。因"发热伴头痛 1 周"入院，最高体温 38℃。既往因系统性红斑狼疮长期接受激素、免疫抑制剂治疗。实验室检查：血常规未见异常，ESR 升高，ANA（＋），ANCA（－）。痰涂片：可见较多酵母样孢子，墨汁染色（＋），隐球菌抗原（血）1∶512。患者胸部 CT 表现见图 4-1-9。

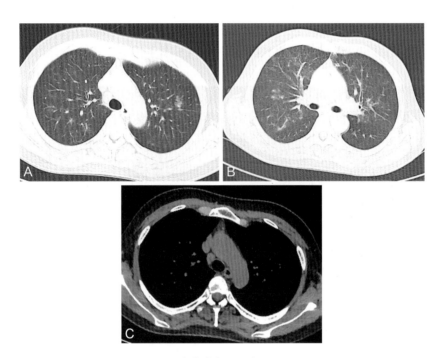

图 4-1-9　患者胸部 CT 表现（A～C）

（1）本病例的影像学表现包括

    A. 磨玻璃淡片影　　　　　　　　　B. "树芽"征

    C. 空气支气管征　　　　　　　　　D. 实变

    E. 纵隔淋巴结增大

（2）本病例的影像诊断可能是

    A. 细菌性肺炎　　　　　　　　　　B. ANCA 相关血管炎

    C. 隐球菌肺炎　　　　　　　　　　D. 肺淋巴瘤

    E. 癌性淋巴管炎

（3）以下关于 PC 的影像学表现描述错误的是

    A. "树芽"征是肺隐球菌病的典型影像学表现

    B. 免疫功能正常的患者隐球菌肺炎肺内常出现空洞改变

C．免疫功能缺陷的患者 PC 常表现为无症状的多发肺结节

D．PC 常伴有纵隔、肺门淋巴结肿大

E．PC 患者肺结节周围可出现"晕"征

病例分析答案：（1）AE；（2）C；（3）ABCD

（宋　兰）

推荐阅读

[1] 黄耀，隋昕，宋兰，等．肺隐球菌病影像学表现．中国医学科学院学报，2019，41（6）：832-836.

[2] 谷雷，文文，赖国祥．肺隐球菌病诊治进展．中华医学杂志，2020，100（4）：317-320.

[3] 易黎，陶雅红，陈智勇，等．免疫功能正常者肺隐球菌病临床表现及 CT 特征分析．临床放射学杂志，2023，42（1）：51-55.

[4] HOU X, KOU L, HAN X, et al. Pulmonary cryptococcosis characteristics in immunocompetent patients-a 20-year clinical retrospective analysis in China. Mycoses, 2019, 62(10): 937-944.

[5] TRINH K, LE D, KUO A. Teaching neuroimage: cryptococcal meningoencephalitis with cryptococcoma and gelatinous pseudocysts. Neurology, 2023, 101(7): e782-e783.

第二节　念珠菌病

学习目标

1. 掌握念珠菌肺炎的影像诊断要点。
2. 熟悉念珠菌肺炎的影像鉴别诊断、临床表现、实验室检查、确诊依据，以及念珠菌合并其他病原体感染的影像学表现。

【临床概述】

念珠菌肺炎指念珠菌属感染肺部引起的急性、亚急性或慢性感染，可造成严重后果，是目前发病率较高的深部真菌病。念珠菌肺炎病理表现为病变组织内可见念珠菌孢子和菌丝，菌丝可侵入组织深层及血管，病变周围有急慢性炎症细胞浸润。

念珠菌肺炎临床表现缺乏特异性，主要为咳嗽、咳少量白色黏液痰或脓痰，原因不明的发热，抗菌治疗无效或症状好转后再次出现发热。实验室检查：①念珠菌抗原检测，采用酶联免疫吸附试验（ELISA）、乳胶凝集试验、免疫印迹法可检测念珠菌抗原，有较好的早期诊断价值；②念珠菌特异抗体检测，可采用补体结合试验、ELISA 等方法检出念珠菌的特异性抗体。治疗首选两性霉素 B，两性霉素 B 无效或不能耐受者，可考虑应用两性霉素 B 脂质体。

【影像诊断要点】

1. **典型表现** 双肺沿着支气管血管束分布的多发结节或小斑片状致密影，主要分布于双侧胸膜下，以中下肺野多见；病灶密度多较均匀，部分边缘可与血管相连。

2. **影像分型**

（1）支气管炎型：双肺中下野纹理增粗模糊，可伴有肺门淋巴结增大（图 4-2-1）。

（2）肺炎型：双肺中下野弥漫分布的结节或斑片状致密影（图 4-2-2），部分可融合成大片状实变影，边缘模糊，部分可形成空洞。

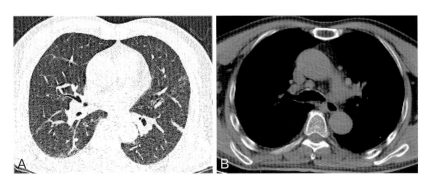

图 4-2-1　念珠菌肺炎 CT 表现（支气管炎型）
A. 左肺上叶、双肺下叶斑点及条索影；B. 肺门多发淋巴结，部分略增大。

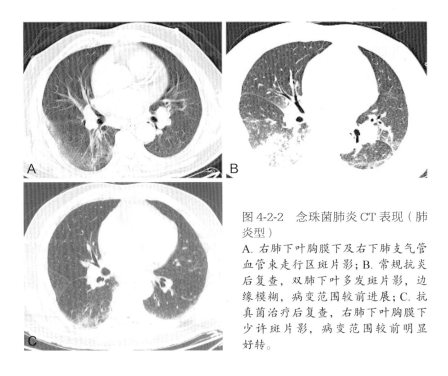

图 4-2-2　念珠菌肺炎 CT 表现（肺炎型）

A. 右肺下叶胸膜下及右下肺支气管血管束走行区斑片影；B. 常规抗炎后复查，双肺下叶多发斑片影，边缘模糊，病变范围较前进展；C. 抗真菌治疗后复查，右肺下叶胸膜下少许斑片影，病变范围较前明显好转。

3. **常见征象**

（1）"晕"征：围绕在结节或斑片周围的 GGO，常提示肺组织出血。

（2）抗真菌治疗病情多好转，表现为病灶缩小、纤维化或消失等。

（3）肺门淋巴结肿大。

4.**其他**　肺尖部病变少见，偶有空洞或胸腔积液。

【鉴别诊断】

1.**隐球菌感染**　双肺下叶外带为主的多发结节，部分可伴有毛刺、分叶、空洞，可融合；并可伴有实变。

2.**血源性金黄色葡萄球菌肺炎**　血培养金黄色葡萄球菌阳性，双肺胸膜下或基底部为主的多发结节，部分可伴气-液平面，部分为多发薄壁肺气囊。

3.**脓毒性肺栓塞**　多发胸膜下或肺外周结节、直径<3cm的楔形阴影和滋养血管征。

4.**肉芽肿性血管炎**　双肺多发结节，部分伴空洞，可伴实变、小叶间隔增厚、GGO等表现，ANCA阳性。

5.**肺转移瘤**　恶性肿瘤病史，双肺散在随机分布的多发大小不等结节，边界清楚，空洞较为少见。

思考题

1.肺念珠菌病的典型影像学表现是什么？

2.肺念珠菌病分为哪几种类型？

3.肺念珠菌病要与哪几种疾病相鉴别？

4.**病例分析**　女性，74岁。因"反复咳嗽1年，加重伴喘息半个月"入院。于2年前诊断脑梗死，MONO% 16.30%。体格检查：口唇发绀。实验室检查：LDH 410U/L，PaO_2 95mmHg，$PaCO_2$ 47mmHg；特异性抗体检测：念珠菌补体结合试验、酶联免疫吸附试验阳性。患者胸部CT表现见图4-2-3。

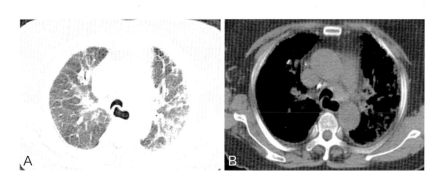

图4-2-3　患者胸部CT表现（A、B）

（1）本病例的影像诊断可能是

　　A.巨细胞病毒性肺炎　　　　　　　　B.非特异性间质性肺炎

　　C.小叶性肺炎　　　　　　　　　　　D.念珠菌肺炎

　　E.大叶性肺炎

（2）此疾病下列说法错误的是

　　A.通常累及皮肤、黏膜，也可累及内脏和各个系统器官

    B. 目前发病率最高的深部真菌病

    C. 病变组织内可见孢子和菌丝，菌丝可侵入组织深层及血管

    D. 累及的部位不同，症状也随之不同

    E. 抗菌治疗明显有效

（3）关于此疾病影像学表现错误的是

    A. 支气管炎型表现为肺纹理增粗而模糊，可伴有肺门淋巴结增大

    B. 肺念珠菌病典型表现为原发综合征

    C. 肺炎型可见两侧中下肺斑点状、不规则片状或融合成广泛的实变阴影

    D. 肺尖部病变少见，偶尔有空洞或胸腔积液

    E. 继发性病变胸部 X 线检查可阴性，特别是使用免疫抑制剂的患者

病例分析答案：（1）D；（2）E；（3）B

（王云玲）

推荐阅读

[1] 李逢将，苑鑫，牛文凯，等. 胶体金免疫层析法检测念珠菌抗原对侵袭性念珠菌肺炎的诊断价值. 标记免疫分析与临床，2020，27（2）：181-185.

[2] 张紫欣，吕志彬，关春爽，等. 艾滋病合并肺念珠菌感染的胸部 CT 影像表现. 新发传染病电子杂志，2021，6（4）：327-330.

[3] FANG W, WU J, CHENG M, et al. Diagnosis of invasive fungal infections: challenges and recent developments. J Biomed Sci, 2023, 30(1): 42.

[4] MEENA D S, KUMAR D. Candida pneumonia: an innocent bystander or a silent killer? Med Princ Pract, 2022, 31(1): 98-102.

第三节 曲霉病

学习目标

1. 掌握曲霉病相关肺部疾病的不同类型及各自特征性影像学改变。
2. 熟悉侵袭性曲霉病两种类型（血管侵袭性或支气管侵袭性）的影像学特点。
3. 了解肺曲霉病的特征性征象的病理机制。

【临床概述】

    曲霉病是一种由丝状真菌曲霉引起的真菌性疾病，其发生取决于宿主的免疫状态和潜在肺部

疾病的存在。

过敏性支气管肺曲霉病（allergic broncho-pulmonary aspergillosis，ABPA）是由曲霉抗原过敏引起的免疫性肺部疾病。哮喘或囊性纤维化患者易感。过敏反应导致局部炎症反应和气道黏液栓塞，造成中心性支气管扩张。临床表现包括难以控制的哮喘、喘息、咯血和咳痰，伴棕黑色黏液栓。

慢性肺曲霉病（chronic pulmonary aspergillosis，CPA）包括传统的曲霉球（aspergilloma）和慢性坏死性曲霉病（chronic necrotizing aspergillosis，CNA）等。曲霉球最常见且最易辨认，是曲霉在原有的肺腔或空洞中定植所致，常发生在气道异常或慢性肺空洞/腔的患者中，可侵犯空洞壁演变为 CNA。通常无症状，可能引发结核者严重且致命的咯血。CNA 较少见，是曲霉菌局部侵袭肺实质后肺组织慢性感染和空洞化过程。主要见于非免疫功能低下的慢性肺病患者。

侵袭性肺曲霉病（invasive pulmonary aspergillosis，IPA）是曲霉菌丝侵入支气管壁和小动脉造成的侵袭性疾病，主要发生在严重免疫功能低下的患者。临床症状常类似支气管肺炎，也可出现胸膜炎性胸痛和咯血。包括气道和血管侵袭型两个亚类。

上述不同类型的曲霉病可能共存（如 ABPA 患者合并真菌球）或从一种病变发展到另一种病变（如 ABPA 患者合并 IPA），称为肺曲霉重叠综合征。

【影像诊断要点】

1. 过敏性支气管肺曲霉病（ABPA）

（1）典型表现：快速出现的中央型支气管扩张，常累及叶段支气管，上叶为主，内可形成高密度黏液充填（"指套"征）。可伴远端斑片影、"树芽"征及小叶中心结节。

（2）常见征象："指套"征，是扩张的支气管被高密度黏液栓充填形成（图 4-3-1）。高密度黏液栓（图 4-3-2）是 ABPA 的特征性表现，可由钙盐沉积或黏液干燥形成。

（3）其他表现：偶见大叶或节段性肺不张。少见胸腔积液或自发性气胸。可逐渐发展为肺纤维化。

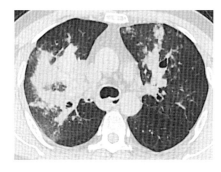

图 4-3-1　"指套"征 CT 表现

双肺近端支气管扩张，且管腔被高密度黏液栓充填，形成"指套"征。周围可见斑片影及小叶中心结节。（图片由中国医科大学附属第一医院黎庶提供）

2. 曲霉球

（1）典型表现：空腔或空洞内结节，可随位置变化而移动。部分结节形态不规则，密度不均匀，可伴点状钙化或条索、海绵或蜂窝状影。

（2）常见征象："空气新月"征。空腔或空洞内结节，两者间被新月状气腔充填（图 4-3-3）。

（3）其他表现：大多数病变保持稳定。约 10% 的曲霉球可缩小或消退而无须治疗。极少数情况下，曲霉球可能增大。

3. 慢性坏死性曲霉病（CNA）

（1）典型表现：通常显示上肺叶实变或多发结节，或两者混合存在。实变可在数周到数月内形成空洞（图 4-3-4）。胸膜增厚是局部侵袭的早期征象，可发展为支气管胸膜瘘。

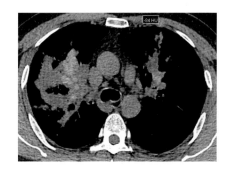

图 4-3-2　黏液栓 CT 表现

扩张支气管管腔内的高密度黏液栓，最高 CT 值 83HU。

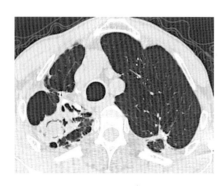 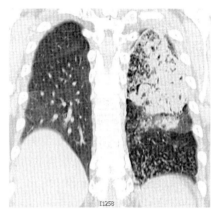

图 4-3-3 曲霉球 CT 表现
右肺上叶空洞内边界清晰的结节，洞壁
与结节之间形成新月形空隙，即"空气
新月"征。

图 4-3-4 慢性坏死性曲霉病 CT 表现
左肺隔离症继发慢性侵袭性曲霉病。左
肺上叶实变伴多发空洞形成，空洞内可
见结节伴"空气新月"征。（图片由中
国医科大学附属第一医院赵宗珉提供）

（2）常见征象："空气新月"征，类似"曲霉球"表现（图 4-3-4）。可见于近一半的 CNA 患者。

（3）其他表现：CNA 可由曲霉球侵入腔壁、局部实质破坏发展而来。

4. 侵袭性肺曲霉病（IPA） 分为气道侵袭性和血管侵袭性两种类型。

（1）气道侵袭性曲霉病

1）典型表现：伴"树芽"征的斑片状小叶中心结节，类似细支气管炎，与肺结核支气管内播散类似。或伴支气管肺炎，与细菌性支气管肺炎类似（图 4-3-5）。

2）少见表现：急性曲霉菌气管支气管炎，见于肺移植患者，表现为气管或支气管壁不规则增厚，可伴钙化。

（2）血管侵袭性曲霉病

1）典型表现：多种病变共存，包括斑片影、大小不等的结节、实变、空洞等。早期征象常为多发结节（真菌菌丝侵入和阻塞中小肺动脉后造成的凝固性坏死）伴"晕"征（坏死周围的肺泡出血）（图 4-3-6A），也可出现胸膜下楔形实变（出血性梗死）（图 4-3-6B）。随病程进展，结节和胸膜下楔形实变可由于梗死而出现病变内低密度影。"空气新月"征出现于病程的恢复期，随即病变内出现空洞。

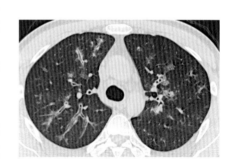

图 4-3-5 气道侵袭性曲霉病 CT 表现
双肺多发沿支气管走行的小斑片及小结节影，不同级别的支气管壁增厚、模糊，伴少部分肺泡腔渗出影。总体类似细支气管炎及支气管肺炎改变。（图片由大连医科大学附属第一医院李智勇、胡帅提供）

2）常见征象

①"晕"征：大结节周围的 GGO（图 4-3-6B）。

②"空气新月"征：结节或实变内坏死的组织与相邻肺实质分离而形成的含气空隙（图 4-3-6C）。与曲霉球的"空气新月"征不同的是，形成时间短（2～3 周内发展）且无基础病变空腔、不能移动。慢性坏死性曲霉病的"空气新月"征则通常需要在几周或几个月内出现。

3）其他表现："反晕"征，即环状高密度影围绕中央磨玻璃密度区域。"反晕"征可见于结核、肉芽肿性血管炎、机化性肺炎等多种疾病，非 IPA 特异性表现。

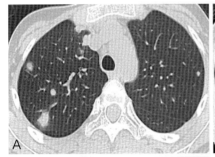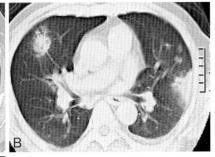
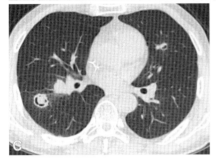

图 4-3-6　血管侵袭性曲霉病 CT 表现

A. 双肺多发结节，右侧两枚较大者周围伴磨玻璃影，为侵袭性肺曲霉病早期改变；B. 左肺胸膜下楔形实变伴磨玻璃密度"晕"征，即胸膜下实变，双肺另可见多发大小不等结节，右肺大结节周围伴"晕"征（图片由中国医科大学附属第一医院黎庶提供）；C. 侵袭性肺曲霉病治疗后，双肺结节内出现坏死并与相邻肺实质分离，形成新月形含气空隙，即"空气新月"征，注意结节附着于洞腔前壁，不同于曲霉球由于可移动性而表现出的重力性低位。

【鉴别诊断】

1. **肺结核球**　常见上叶尖后段或下叶背段，洞壁薄，空洞内容物（干酪样坏死团块）密度不均匀，边缘不规则，无移动性，周围常有卫星灶。

2. **周围型肺癌**　空洞外缘为肿瘤轮廓，呈分叶、毛刺状，内壁薄厚不均，可见不规则壁结节且不能移动。痰中找到癌细胞有助于本病的确诊。

3. **支气管哮喘**　ABPA 需与支气管哮喘鉴别。支气管哮喘常幼年时发病、呈反复发作性喘息，呼吸困难、胸闷或咳嗽；发病时双肺充气过度，缓解期无明显改变。实验室检查：曲霉菌培养阴性。

【案例分析】

女性，39 岁。既往体健。先出现气促、咳嗽，1 周后出现发热，咳黄白色至棕黄色痰。双肺可闻及散在干鸣音及少许湿啰音。经验性抗感染治疗无效，高热不退。IgE 755mg/ml。患者胸部CT 表现见图 4-3-7。

■ 影像征象：

1. 中央型支气管扩张及"指套"征。

2. 肺内斑片影、实变、多发结节伴"晕"征，也可见沿细支气管走行的小结节。

3. 随病情进展可见空洞及"空气新月"征。

■ 印象诊断：ABPA + IPA。

■ 诊断要点：

1. 快速进展的中央型支气管扩张；临床表现为气促、咳嗽，棕黄色痰；实验室检查 IgE 升高。指向 ABPA 的诊断。

2. 肺内病变多样，且出现结节→"晕"征→"空气新月"征→空洞的病程变化，符合血管

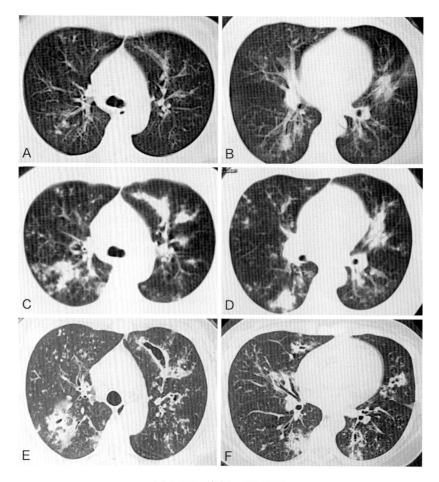

图 4-3-7 案例，CT 表现
A、B. 入院当天；C、D. 入院 1 周后；E、F. 入院 12 天后。

IPA 的影像学表现。部分类似细支气管炎的改变不除外气道 IPA 共存。临床出现发热等坏死性炎症反应，且经验性抗感染治疗无效。诊断依靠痰真菌培养阳性。

思考题

1. "晕"征的机制是什么？

2. 霉菌球、侵袭性曲霉病与慢性曲霉病的"空气新月"征有什么不同之处？

3. ABPA 出现中心性支气管扩张的机制是什么？

4. 病例分析 男性，53 岁。急性髓细胞白血病 4 个月，造血干细胞移植后，发热，体温 38.5℃，无咳嗽、咳痰。双肺呼吸音清。实验室检查：WBC 2.47×10^9/L，NEUT 1.61×10^9/L。患者 CT 表现见图 4-3-8。

（1）本病例的影像学表现包括

A. 多发结节
B. GGO
C. 空气支气管征
D. "晕"征
E. "空气新月"征

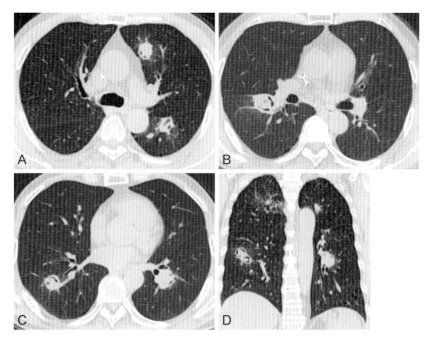

图 4-3-8　患者 CT 表现（A～D）

（2）本病例的影像诊断可能是

　　A．病毒性肺炎　　　　　　　　　　B．肺结核

　　C．IPA　　　　　　　　　　　　　D．金黄色葡萄球菌感染

　　E．肉芽肿性血管炎

病例分析答案：（1）ABE；（2）C

（张立娜）

推荐阅读

[1] 张紫欣，陈辉，关春爽，等. 不同免疫抑制状态下侵袭性肺曲霉菌病的 CT 影像对比研究. 临床放射学杂志，2021，40（5）：904-907.

[2] AGARWAL R, SEHGAL I S, DHOORIA S, et al. Allergic bronchopulmonary aspergillosis. Indian J Med Res, 2020, 151(6): 529-549.

[3] GAO Y, SOUBANI A. Advances in the diagnosis and management of pulmonary aspergillosis. Adv Respir Med, 2019, 87(6): 231-243.

[4] PATTERSON T F, THOMPSON G R 3rd, DENNING D W, et al. Practice guidelines for the diagnosis and management of aspergillosis: 2016 update by the Infectious Diseases Society of America. Clin Infect Dis, 2016, 63(4): e1-e60.

[5] RUSSO A, TISEO G, FALCONE M, et al. Pulmonary aspergillosis: an evolving challenge for diagnosis and treatment. Infect Dis Ther, 2020, 9(3): 511-524.

第五章　螺旋体感染

第一节　钩端螺旋体病

学习目标

1. 掌握钩端螺旋体病的影像诊断要点。
2. 熟悉钩端螺旋体病的影像鉴别诊断、临床表现、实验室检查及确诊依据。

【临床概述】

钩端螺旋体病（leptospirosis）简称"钩体病"，是由各种不同的致病性钩端螺旋体引起的一种急性全身感染性疾病，属自然疫源性疾病，为我国法定乙类传染病。鼠类和猪是两大主要传染源，人群普遍易感。

本病潜伏期 2~20 天，起病急骤。早期（钩体血症期）多在起病后 3 天内，临床表现为发热、头痛、全身乏力、腓肠肌压痛、全身浅表淋巴结肿大。中期（器官损伤期）在起病后 3~14 天，出现咯血、黄疸、皮肤黏膜广泛出血、蛋白尿、血尿、管型尿、脑膜脑炎等器官损伤表现。恢复期或后发症期表现为后发热、眼后发症、神经系统后发症、经前热等症状。

目前临床有病原体分离和血清学试验两种方法，均通过已知钩端螺旋体抗原检测血中的相应抗体，因此难以做到早期诊断。近年来开展了乳胶凝集抑制试验，反向间接血凝试验与间接荧光抗体染色试验等，这些方法可以测出血中早期存在的钩端螺旋体，有助于早期诊断。

治疗原则为早发现、早诊断、早治疗，本病预后良好，若发生严重器官损伤，则预后较差。一般采用支持治疗、对症治疗及病原抗生素治疗。

【影像诊断要点】

1. **典型表现**　肺出血型钩端螺旋体病表现为肺内磨玻璃影（GGO），以外周带、双肺下叶分布为主，胸腔积液及纵隔淋巴结肿大少见。

2. **影像分型**

（1）肺出血型钩端螺旋体病：早期胸部 X 线检查可无明显异常，随着病程的进展，可见双肺纹理增多，单侧或双侧对称性分布的斑片影，甚至双肺弥漫性实变（图 5-1-1A）。CT 早期即可显示肺内出血灶，多表现为 GGO（图 5-1-1B），也可表现为磨玻璃样结节、实变、小叶间隔增厚伴或不伴 GGO，多累及双肺下叶、胸膜下，病理基础为不同程度的肺泡及肺间质内出血及肺

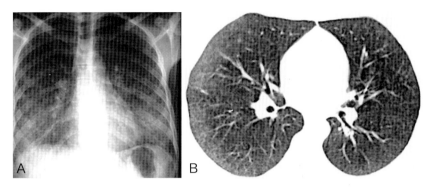

图 5-1-1　肺出血型钩端螺旋体病
A. X 线示双肺中下肺野磨玻璃影；B. CT 示双肺胸膜下磨玻璃影。

水肿。胸腔积液及纵隔淋巴结肿大少见。肺部病变发展及消失较快速，当病情完全恢复后，大部分患者肺部病变可被完全吸收。

（2）磁共振波谱：可发现脑内微出血灶，钩端螺旋体直接累及内皮细胞或免疫介导的血管壁损伤导致中枢神经系统血管炎，并由此引起脑微出血，表现为脑内低信号微出血灶（＜5mm）。

（3）心脏磁共振成像：有时可累及心肌引起心肌炎，两侧心室扩张，心室壁水肿（前壁多见），STIR 及 T_2^* 序列较为敏感。

【鉴别诊断】

1. **间质性肺水肿**　肺小叶间隔增厚，血管束增粗、模糊，较为特征性的胸膜下克利（Kerley）B 线，可引起肺水肿及相关临床表现。

2. **病毒性肺炎**　肺内 GGO，以胸膜下分布为主；通过血清学检查、病毒特异性抗体检查；患者无腓肠肌压痛、咯血不明显，可予以鉴别。

3. **细菌性肺炎**　多为大片状实变，发热、咳嗽、咳痰，抗生素治疗有效。

思考题

1. 钩端螺旋体病的诊断依据有哪些？
2. 肺出血性钩端螺旋体病的典型表现是什么？

（刘新疆）

推荐阅读

[1] AUTI O B, KANSAL K, SHRIKANTH K V, et al. Cardiac magnetic resonance of myocardial involvement in leptospirosis. Heart Views, 2017, 18(4): 149-151.

[2] LESJAK V, PIRNAT M. Diffuse myocardial calcifications caused by leptospirosis. Cureus, 2023, 15(9): e45345.

[3] PARRA BARRERA E L, BELLO S, GALLEGO-LOPEZ G M, et al. Distribution, frequency and clinical presentation of leptospirosis and coinfections: a systematic review protocol. BMJ Open, 2022, 12(12): e055187.

第二节　梅毒

学习目标

1. 掌握神经梅毒的影像诊断要点。
2. 熟悉先天性和获得性骨梅毒的影像诊断要点，梅毒的影像鉴别诊断、临床表现及实验室检查。

【临床概述】

梅毒（syphilis）是由梅毒螺旋体（*treponema palladium*，Tp）引起的慢性传染病，主要通过血液传播、性接触传播及垂直传播，是一种全身性疾病。

梅毒根据传播途径的不同可分为获得性梅毒和先天性梅毒。获得性梅毒根据临床病程可分为早期梅毒（一期、二期、潜伏期）和晚期梅毒（三期）。一期为硬下疳；二期主要损害皮肤黏膜；三期为累及多系统的梅毒树胶肿、心血管梅毒、晚期神经梅毒。潜伏梅毒是指有梅毒感染史，无临床症状或临床症状已消失，缺乏梅毒的临床表现，脑脊液正常，而仅梅毒血清反应阳性。先天性梅毒根据发病年龄可分为早发型梅毒（4岁前）和晚发型梅毒（4岁后）。

神经梅毒可发生在梅毒的任何阶段，累及脑膜、脑血管、脑实质和脊髓，脑膜梅毒可引起头痛、恶心、呕吐，脑膜血管梅毒可引起缺血性卒中，脑实质梅毒可表现为进行性痴呆或多种非特异性临床症状，如头痛、癫痫等。骨关节是梅毒最常累及的组织之一，临床症状多为对称性骨关节疼痛，晚期关节肿胀、运动受限。

实验室检查：组织及体液中的梅毒螺旋体检查；梅毒血清试验，包括性病研究实验室试验（VDRL）、快速血浆反应素试验（RPR）、荧光螺旋体抗体吸收试验（FTA-ABS）、梅毒螺旋体血球凝集试验（TPHA），神经梅毒脑脊液检查白细胞计数≥$5.0×10^6$/L。治疗首选青霉素，治疗原则为早期、足量、规律；但有复发风险，需长期追踪观察。

【影像诊断要点】

1. 神经梅毒

（1）典型表现：软脑膜增厚并明显强化；血管狭窄并缺血性脑梗死；脑内多发白质高信号，广泛皮质脑萎缩；脑内强化结节，周围水肿明显。

（2）影像分型

1）脑膜型：脑膜增厚且明显脑回样强化，以脑底部脑膜多见（图5-2-1）。

2）脑膜血管型：缺血性梗死，后期梗死灶软化，血管成像示脑血管狭窄或闭塞（图5-2-2）。

3）实质型：早期脑内多发 T_1WI 低信号、T_2WI 高信号灶，FLAIR 序列呈高信号，以皮质及皮质下高信号多见（图5-2-3），晚期出现较广泛的脑皮质萎缩，以额颞叶萎缩多见。

4）梅毒树胶肿：脑内单发或多发结节，皮质及皮质下多见，增强后明显强化，周围水肿明显（图5-2-4）。

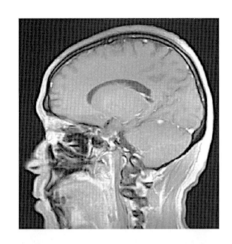

图 5-2-1　脑膜型神经梅毒 MRI 表现
小脑幕局部增厚并明显强化。

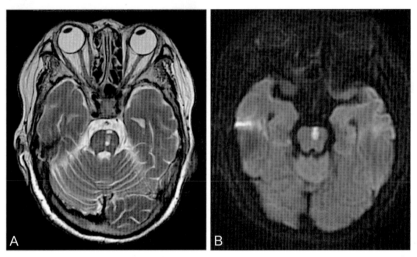

图 5-2-2　脑膜血管型神经梅毒 MRI 表现
脑干急性梗死灶（A），DWI 呈高信号（B）。

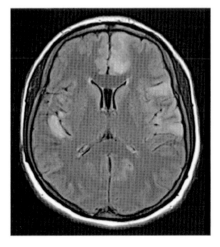

图 5-2-3　实质型神经梅毒 MRI 表现
脑内多发皮质及皮质下高信号。

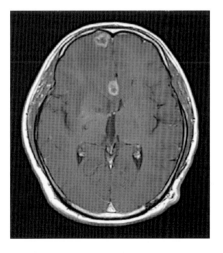

图 5-2-4　梅毒树胶肿 MRI 表现
枕叶多发明显环形强化灶，周围水肿
明显。

（3）常见征象

1）动脉狭窄：脑膜血管型神经梅毒最易累及的大血管是基底动脉（图5-2-5），小血管为大脑中动脉的豆纹动脉，这些动脉狭窄或闭塞合并相应区域的进行性缺血性梗死，对脑膜血管型梅毒有提示意义。

2）额颞叶萎缩：晚期实质型神经梅毒会出现较明显的脑实质萎缩（图5-2-6），以额颞叶萎缩最常见。

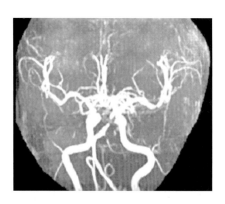
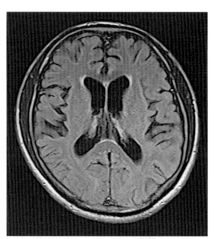

图5-2-5　脑膜血管型神经梅毒MRA　图5-2-6　神经梅毒MRI表现（脑萎缩）
表现　　　　　　　　　　　　　　　　　　脑实质广泛萎缩。
基底动脉狭窄、闭塞。

2. 先天性骨梅毒

（1）典型表现：双侧胫骨干骺端对称性骨质破坏，骨干内见虫蚀状骨质破坏，骨质破坏区边缘较清楚，可见平行于骨干的线条状、层状骨膜增厚。

（2）影像分期

1）早期：常双侧对称、多发，早期干骺端炎表现为临时钙化带下横行透亮带，骨干内见斑点状、虫蚀状骨质破坏，骨质破坏边缘较清楚，见平行于骨干的"线条状"或"葱皮状"骨膜反应。

2）晚期：干骺端明显骨质破坏，出现Wimberger征，骨干内广泛骨质破坏和硬化，死骨较少，骨膜层状增厚、骨干增粗。

（3）常见征象

1）Wimberger征：双侧胫骨内侧干骺端对称性骨质破坏，是先天性早发型骨梅毒特征性改变。

2）"夹心饼"征：临时钙化带增宽、增浓，钙化带下方出现横贯干骺端的骨质稀疏区，形成一层不规则横行透亮带。

3. 获得性骨梅毒

（1）典型表现：双侧长骨对称性骨膜广泛层状增厚，骨质增生、硬化，骨干粗大、变形，髓腔消失，增生硬化的骨质内见局限性骨质破坏，周围伴硬化，可见死骨形成。

（2）常见征象："军刀腿"，即胫骨骨膜增厚局限于胫骨前部，致使胫骨骨干增粗、前凸，髓腔变小，呈"军刀样"改变，是获得性骨梅毒的典型表现。

【鉴别诊断】

1. **单纯疱疹性脑炎**　常累及双侧颞叶，病变脑实质肿胀，呈 T_1WI 低信号、T_2WI 高信号，后期可演变为明显的颞叶萎缩，脑脊液病毒 DNA-PCR 可确诊。

2. **颅内转移瘤**　常有原发肿瘤史，多位于皮髓交界区，颅内单发或多发的结节肿块灶，多呈 T_1WI 低信号、T_2WI 高信号，出血、坏死多见，增强后明显强化，周围水肿明显。

3. **骨结核**　好发于长骨干骺端，伴有层状骨膜增生，很少有骨质增生，骨干内骨质破坏呈囊状、轻度膨胀，骨质破坏区内见砂粒状死骨，周围软组织梭形肿胀，无双侧对称性发病倾向。

4. **硬化性骨髓炎**　常有炎症病史，疼痛较重，影像学表现为骨膜增生、骨皮质增厚、髓腔狭窄或闭塞，骨质破坏轻微，无双侧对称性发病倾向。

【案例分析】

女性，31岁。发作性意识障碍 4 个月，加重 5 天。实验室检查：梅毒 RPR 及梅毒 TPHA 阳性。脑脊液潘氏试验阳性，白细胞计数 $28 \times 10^9/L$。患者头颅 MRI 表现见图 5-2-7。

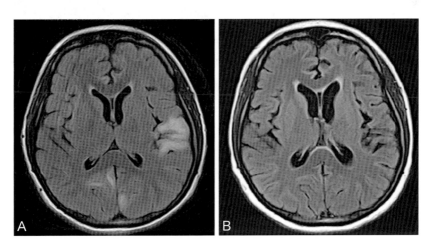

图 5-2-7　案例，治疗前（A）和治疗后（B）MRI 表现

■影像征象：
1. 抗梅毒治疗前，颅内多发皮质及皮质下高信号。
2. 抗梅毒治疗后，皮质高信号消失，局部出现脑萎缩。
■印象诊断：神经梅毒（脑实质型）。
■诊断要点：
1. 实验室检查，脑脊液白细胞计数升高，梅毒螺旋体检查或梅毒血清试验阳性，抗梅毒治疗有效。
2. 神经梅毒有 4 种表现形式：脑膜型梅毒表现为脑膜增厚并强化；脑膜血管型梅毒表现为血管狭窄合并脑梗死；脑实质型梅毒表现为多发皮质及皮质下高信号，晚期出现脑萎缩；梅毒树胶肿表现为脑内环形强化结节合并周围明显水肿。

思考题

1. 神经梅毒的影像分型及各自的影像学表现是什么？
2. 先天性骨梅毒的典型影像学表现及主要征象是什么？
3. 获得性骨梅毒的典型影像学表现是什么？
4. 病例分析　女性，41岁，精神行为异常、头痛2个月，抽搐20天。体格检查：口舌边缘白色小溃疡。梅毒RPR及梅毒TPHA阳性。患者头颅MRI表现见图5-2-8。

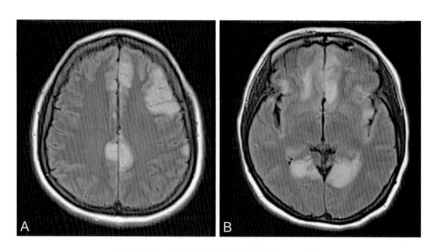

图5-2-8　患者头颅MRI表现（A、B）

（1）本病例的影像诊断最可能是
　　A. 神经梅毒（脑膜型）　　　　　　　B. 神经梅毒（脑膜血管型）
　　C. 神经梅毒（脑实质型）　　　　　　D. 神经梅毒（梅毒树胶肿）
　　E. 病毒性脑炎
（2）本病例晚期可出现
　　A. 脑膜增厚并强化　　　　　　　　　B. 多发脑梗死
　　C. 颅内多发动脉狭窄　　　　　　　　D. 广泛脑萎缩
　　E. 脑内多发环形强化灶

病例分析答案：（1）D；（2）D

（廖伟华）

推荐阅读

[1] 王志丽，秦伟，杨磊，等. 以急性脑梗死为表现的神经梅毒临床特点及高分辨率磁共振对其病因诊断价值的研究. 中风与神经疾病杂志，2022，39（12）：1095-1100.

[2] 余爱勇，许凡勇，王顺娟，等. 脑膜血管型神经梅毒病灶侧和对侧核磁共振灌注加权成像特征的研究. 中风与神经疾病杂志，2022，39（1）：64-68.

[3] 张洪春，刘影，徐运军，等. 颞叶受累的神经梅毒MRI表现. 临床放射学杂志，2021，40（4）：

660-663.

[4] SKALNAYA A, FOMINYKH V, IVASHCHENKO R, et al. Neurosyphilis in the modern era: Literature review and case series. J Clin Neurosci, 2019, 69: 67-73.

[5] ZOU H, LU Z, WENG W, et al. Diagnosis of neurosyphilis in HIV-negative patients with syphilis: development, validation, and clinical utility of a suite of machine learning models. E Clinical Medicine, 2023, 62: 102080.

第三节　莱姆病

学习目标

1. 掌握莱姆病的影像诊断要点。
2. 熟悉莱姆病的影像鉴别诊断、临床表现、实验室检查及确诊依据。

【临床概述】

莱姆病（Lyme borreliosis，LB）是一种多系统、多阶段的人畜共患炎症疾病，由革兰氏阴性菌伯氏疏螺旋体复合体引起，通过蜱虫、蚊、蝇传播，人群普遍易感，夏秋季多发。

该病可分为早期局限（3天至1个月内）、早期播散（几周至数月）和晚期播散3个阶段。①早期局限阶段：蜱虫叮咬部位游走性红斑是最常见的体征，可无症状或瘙痒，很少有疼痛。②早期传播阶段：主要表现为非特异性流感样症状，如疲劳、发热、关节痛和肌痛等。此外，15%的患者可能出现神经异常，8%的患者可能出现心脏异常。神经系统症状常见的是脑膜炎、脑神经炎，血管炎少见。心脏受累主要为房室结传导阻滞。③晚期传播阶段：最常见的是关节炎，主要累及大关节（最常见的是膝关节）及慢性神经症状如认知障碍或肢体远端感觉异常。

莱姆病的诊断是临床检查与血清学检查相结合。临床常采用血清学检查辅助莱姆病的诊断，如两步定量检测方法来检测抗伯氏疏螺旋体抗体：第一步为初筛试验，使用酶联免疫吸附试验（ELISA）或间接免疫荧光测定（IFA）检测伯氏疏螺旋体反应性 IgM 和 IgG 抗体；如果初筛试验结果为阳性或可疑，则进行第二步试验，即确证试验，继续使用蛋白质印记（Western blot）法进行确证。ELISA 和 IFA 均呈阳性时，可视为抗伯氏疏螺旋体抗体阳性。多西环素、阿莫西林或头孢呋辛酯是一线治疗药物，对这些抗生素耐药的病例可以用大环内酯治疗。

【影像诊断要点】

1. CT　神经系统受累患者的颅脑 CT 扫描通常正常。部分患者颅脑 CT 异常包括皮质下和 / 或脑室周围白质的局灶或多灶低密度区。

2. MRI　脑膜炎患者增强扫描见脑膜、软脑膜强化，T_2WI 呈高信号，弥漫性累及大脑实质或丘脑、基底节区、小脑。脑神经炎早期表现多为面瘫，最常累及面神经，其次为听神经、三叉神经、滑车神经、动眼神经，其他脑神经很少被累及。单侧脑神经麻痹比双侧脑神经麻痹更常见。累及神经者 T_2WI 信号增高，增强扫描可见相应神经根强化。

3. CTA/MRA　脑血管炎时可见脑血管壁增厚、毛糙，管腔狭窄，常累及大脑前、中、后动脉。

【鉴别诊断】

1. 多发性硬化　MRI 多表现为脑部和脊髓的多发性脱髓鞘斑块，特别是在脑室周围和脊髓的后柱。

2. 细菌性脑膜炎　可伴有脑膜强化，但脑实质的信号改变和脓肿形成多见。

思考题

莱姆病的诊断依据有哪些?

（刘新疆）

推荐阅读

[1] ØRBÆK M, BODILSEN J, GYNTHERSEN R M M, et al. CT and MR neuroimaging findings in patients with lyme neuroborreliosis: a national prospective cohort study. Neurol Sci, 2020, 419: 117176.

[2] CORREIA R R, CRUZ F, MARTIN S, et al. Lyme aortitis. BMJ Case Rep, 2020, 13(1): e231957.

[3] ELDIN C, RAFFETIN A, BOUILLER K, et al. Review of European and American guidelines for the diagnosis of Lyme borreliosis. Med Mal Infect, 2019, 49(2): 121-132.

[4] MATTINGLY T J 2nd, SHERE-WOLFE K. Clinical and economic outcomes evaluated in Lyme disease: a systematic review. Parasit Vectors, 2020, 13(1): 341.

[5] VALAND H A, GOYAL A, MELENDEZ D A, et al. Lyme disease: what the neuroradiologist needs to know. AJNR Am J Neuroradiol, 2019, 40(12): 1998-2000.

第六章　衣原体和支原体感染

第一节　沙眼衣原体肺炎

学习目标

1. 掌握沙眼衣原体肺炎的影像诊断要点。
2. 熟悉沙眼衣原体肺炎的临床表现、实验室检查、确诊依据，以及沙眼衣原体与其他间质性肺炎的鉴别要点。

【临床概述】

沙眼衣原体肺炎（Chlamydia trachomatis pneumonia，CTP）是由沙眼衣原体（*Chlamydia trachomatis*）引起的肺部感染。CTP 好发于小于 3 月龄的婴儿，是婴幼儿呼吸道感染的重要病原体之一。初次感染多与母体生殖道感染有关，与其他自身免疫性疾病也具有一定的相关性。CTP 的病理特征是间质性肺炎和肺泡性肺炎，间质性肺炎较常见。

CTP 临床表现缺乏特异性，咳嗽为最主要的临床表现，发生率约 100%，其次为气促、吸气性三凹征、气喘，咯血较少见。听诊可有湿啰音。实验室检查，外周血白细胞计数多正常，重症患者可升高。动脉血气分析示低氧血症。实时荧光定量聚合酶链式反应（PCR）检测呼吸道标本中的 DNA 为确诊该病的金标准。红霉素或阿奇霉素治疗 10～14 天病变吸收好转。

【影像诊断要点】

1. **典型表现**　双肺广泛间质和 / 或肺泡浸润，常见过度充气，偶可见大叶实变。
2. **影像分期**
（1）早期（渗出期）：双肺散在分布的小斑片状磨玻璃影（GGO）。
（2）进展期（浸润期）：双肺较大范围的片状 GGO 或更高密度区，边界不清。
（3）实变期：病变区肺组织实变，可见空气支气管征，残存正常肺组织可见过度充气。
（4）转归期（修复增殖期）：肺内渗出吸收，较少残留纤维化灶。
3. **常见征象**
（1）空气支气管征。
（2）局限性肺气肿，病变周围肺组织过度充气。

【鉴别诊断】

1. **病毒性肺炎**　以间质病变为主，病灶常以弥漫、多灶性分布为主，在弥漫性病灶中常可见小叶间隔增厚和小叶内间隔增厚，严重者出现弥漫性肺泡损伤时可见实变。

2. **支原体肺炎**　沿支气管走行的小叶中心性结节状模糊影，特征性表现为"树芽"征或"树雾"征。

3. **非特异性间质性肺炎**　以 GGO 为主，病变较少位于肺外周区，极少累及上肺野胸膜下。

【案例分析】

女性，2 个月。咳嗽 11 天。实验室检查：尿巨细胞病毒 DNA 定量（荧光 PCR 法）1.28×10^5 cps/ml，乳汁巨细胞病毒 DNA 定量（荧光 PCR 法）<500cps/ml，WBC 16.3×10^9/L，NEUT% 30%。患者胸部 CT 表现见图 6-1-1。

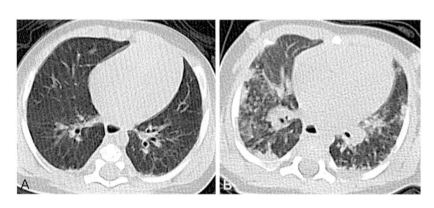

图 6-1-1　案例，CT 表现（A、B）

- 影像征象：
1. 双肺弥漫分布 GGO，可见空气支气管征，双侧少量胸腔积液。
2. 双肺渗出灶基本吸收。
- 印象诊断：衣原体肺炎（实变期、转归期）。
- 诊断要点：
1. 衣原体肺炎患者，临床表现为咳嗽等，尿巨细胞病毒 DNA 定量（荧光 PCR 法）偏高。
2. CTP 典型影像学表现：双肺弥漫分布 GGO，空气支气管征。

　思考题

1. CTP 的典型影像学表现是什么？
2. 出现空气支气管征的 CTP 需与什么疾病相鉴别？
3. CTP 的影像分期及各期表现是什么？
4. 病例分析　女性，3 个月。大便性状改变 1 个月，发热、咳嗽 5 天。实验室检查：WBC 2.9×10^9/L。患者胸部 CT 表现见图 6-1-2。

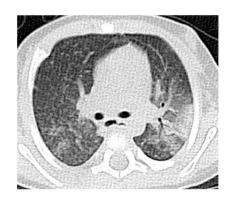

图 6-1-2　患者胸部 CT 表现

（1）本病例的影像学表现包括

  A. 磨玻璃影   B. 实变

  C. 空气支气管征   D. 肺不张

  E. "树芽"征

（2）本病例的影像诊断可能是

  A. 非特异性间质性肺炎   B. 支原体肺炎

  C. 衣原体肺炎   D. 肺孢子菌肺炎

  E. 病毒性肺炎

（3）以下疾病的影像学表现正确的是

  A. 肺孢子菌肺炎的典型表现是以双肺门为中心，对称性分布磨玻璃影

  B. 病毒性肺炎表现为病灶常以弥漫、多灶性分布为主，在弥漫性病灶中常可见小叶间隔增厚和小叶内间隔增厚

  C. 非特异性间质性肺炎表现为条索状密度增高影，多见于上肺野

  D. 支原体肺炎表现为沿支气管走行的小叶中心性结节状模糊影，呈"树雾"征

  E. 空气支气管征是衣原体肺炎的典型影像学表现

病例分析答案：（1）ABC；（2）C；（3）ABDE

（尹训涛）

推荐阅读

[1] 李田田，朱淼，左华芹，等. 重症鹦鹉热衣原体肺炎的早期影像学特征分析. 临床放射学杂志，2023，42（8）：1238-1242.

[2] 徐梦华，柳鹏程，卢丽娟，等. COVID-19流行期间上海单中心儿童肺炎支原体和沙眼衣原体感染流行病学研究. 中国循证儿科杂志，2022，17（4）：290-295.

[3] GRYGIEL-GÓRNIAK B, FOLGA B A. Chlamydia trachomatis-an emerging old entity? Microorganisms, 2023, 11(5): 1283.

[4] ZHENG X, WU C, JIANG B, et al. Clinical analysis of severe Chlamydia psittaci pneumonia: case series study. Open Life Sci, 2023, 18(1): 20220698.

第二节 支原体肺炎

学习目标

1. 掌握支原体肺炎的影像诊断要点。
2. 熟悉支原体肺炎的临床表现、实验室检查、确诊依据,以及支原体肺炎与其他肺炎的鉴别要点。

【临床概述】

支原体肺炎(mycoplasma pneumonia)是由肺炎支原体感染导致的呼吸道感染,尤其以儿童和青少年为主。支原体肺炎是社区获得性肺炎的常见原因,可通过飞沫或直接接触进行传播。一年四季均可发病,在 5 岁以下的儿童中较为罕见,在 5 ~ 20 岁的青少年中感染率最高。支原体肺炎是一种渐进性和潜伏性的疾病,发病时间从数天到数周不等。患者可能有发热,疲乏无力,持续并缓慢加重的咳嗽,可伴有脓痰、头痛、发冷、咽痛和胸痛,呼吸困难少见。

目前临床上针对支原体肺炎的检测主要有核酸检测(RNA、DNA、高通量测序)和抗体检测两大类,不同检测方法各有优势和局限性。首选大环内酯类抗生素治疗。

【影像诊断要点】

1. **典型表现** 支气管壁增厚,沿支气管走行的小叶中心性结节状模糊影,GGO,肺实变。
2. **影像分期**
(1)早期:炎症仅累及气道,可见支气管壁增厚。
(2)进展期:炎症累及肺泡,可见沿支气管走行的小叶中心性结节状模糊影。
(3)实变期:双肺散在斑片状阴影及 GGO。
(4)转归期:肺内渗出吸收,可残留纤维灶。
3. **常见征象**
(1)"树芽"征、"树雾"征:炎症过程由气道开始,沿支气管血管束发展,最后到达肺泡引起实变,多出现在肺炎支原体肺炎患儿病程早期,为支原体肺炎特征性表现。
(2)区域性肺不张或肺气肿:炎性渗出物阻塞小气道所致,但为非特异性征象。

【鉴别诊断】

1. **病毒性肺炎** 以间质病变为主,病灶常以弥漫、多灶性分布为主,在弥漫性病灶中常可见小叶间隔增厚和小叶内间隔增厚,严重者出现弥漫性肺泡损伤时可见实变。
2. **非特异性间质性肺炎** 以 GGO 为主,病变较少位于肺外周区,极少累及上肺野胸膜下。

【案例分析】

男性，4 岁。间断咳嗽 1 月余，发热伴咳嗽加重 3 天，最高体温 37.9℃。实验室检查：CRP 正常，NEUT% 64%。患者胸部 CT 表现见图 6-2-1。

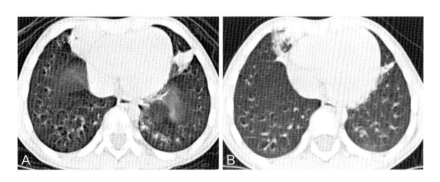

图 6-2-1　案例，CT 表现（A、B）

- 影像征象：
1. 双肺弥漫分布 GGO。
2. 双肺下叶呈"树雾"征（支气管壁增厚＋实变）。
- 印象诊断：支原体肺炎（实变期）。
- 诊断要点：
1. 支原体肺炎患者，亚急性起病，临床表现为咳嗽、发热等。
2. 支原体肺炎典型影像学表现为双肺弥漫分布 GGO，"树雾"征（支气管壁增厚＋实变）。

思考题

1. 支原体肺炎的典型影像学表现是什么？
2. 出现"树雾"征的支原体肺炎需与什么疾病相鉴别？
3. 支原体肺炎的影像分期及各期表现是什么？
4. 病例分析　男性，2 岁。反复咳嗽、流涕。实验室检查：NEUT% 35%。患者胸部 CT 表现图 6-2-2。

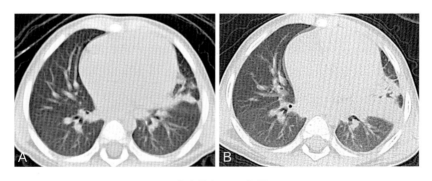

图 6-2-2　患者胸部 CT 表现（A、B）

（1）本病例的影像学表现包括

    A. 磨玻璃影   B. "树芽"征

    C. 空气支气管征   D. 肺不张

    E. 肺气肿

（2）本病例的影像诊断可能是

    A. 细菌性肺炎   B. 支原体肺炎

    C. 肺结核   D. 肺孢子菌肺炎

    E. 病毒性肺炎

（3）以下疾病的影像学表现错误的是

    A. 肺孢子菌肺炎的典型表现为以双肺门为中心，对称性分布磨玻璃影

    B. 病毒性肺炎表现为病灶常以弥漫、多灶性分布为主，在弥漫性病灶中常可见小叶间隔增厚和小叶内间隔增厚

    C. 细菌性肺炎表现为弥漫分布的薄壁囊腔及小叶间隔轻度增厚

    D. 肺结核表现为片状实变及蜂窝影

    E. "树芽"征是支原体肺炎的典型影像学表现

病例分析答案：（1）ABD；（2）B；（3）CD

（尹训涛）

推荐阅读

[1] 李娅，王倩，袁刚，等. 儿童重症肺炎支原体肺炎的 CT 表现与预后的相关性. 放射学实践，2020，35（2）：234-237.

[2] 苏布德格日乐，刘伟民，斯琴格日勒，等. 儿童肺炎支原体肺炎急性期高分辨率 CT 特征与血清炎症因子、病情严重程度及预后的相关性. 放射学实践，2023，38（9）：1173-1177.

[3] 赵倩，胡文娟，徐晶晶，等. 高分辨率 CT 在成人社区获得性肺炎中鉴别早期肺炎支原体肺炎的价值. 临床放射学杂志，2022，41（5）：876-881.

第七章 寄生虫病

第一节 阿米巴病

在人体大肠中寄居的阿米巴中，只有溶组织内阿米巴（*Entamoeba histolytica*）具有致病性，人多因摄入污染成熟包囊的食物或水而感染。由溶组织内阿米巴滋养体侵犯宿主肠上皮细胞，随后通过血液循环侵入肝脏等其他器官，从而引起阿米巴病（amebiasis），包括阿米巴结肠炎（amoebic colitis）和肠外脓肿（extraintestinal abscess）。阿米巴结肠炎主要表现为痢疾样症状，肠外阿米巴病的病变可发生在肝、肺或脑，表现为各器官的脓肿。

一、阿米巴肝脓肿

学习目标

1. 掌握阿米巴肝脓肿的影像特点。
2. 熟悉阿米巴肝脓肿的鉴别诊断、临床表现及实验室检查。

【临床概述】

阿米巴肝脓肿（amebic liver abscess）由溶组织内阿米巴通过门静脉到达肝脏，引起细胞溶解坏死，形成脓肿，又称阿米巴肝病。在门静脉分支内，由原虫引起的栓塞造成该部位肝组织缺血、缺氧，大滋养体从被破坏的血管内逸出，借助溶组织及原虫的分裂作用造成肝组织局灶性坏死，局部液化形成微小脓肿并逐渐融合成肝脓肿，脓肿的中央为大量巧克力酱样坏死物质。

阿米巴肝脓肿临床表现的轻重与脓肿位置、大小及是否继发细菌感染等相关。起病大多缓慢，体温逐渐升高，可持续数月。常伴食欲减退、恶心、呕吐、腹胀、腹泻及体重下降等。肝区疼痛是本病的重要症状。

急性期患者白细胞计数和中性粒细胞计数显著增高，慢性期则白细胞计数接近正常甚至降低。粪便中可查出滋养体和包囊，肝组织中只能检查出滋养体。继发细菌感染时可出现白细胞计数减少。

【影像诊断要点】

1. X线 右侧膈肌升高，活动受限，少数患者肝内可出现气 - 液平面。有时可见胸膜反应或胸腔积液。

2. CT　脓肿常见于肝右叶，单房多见，呈类圆形或椭圆形低密度占位，中心液化坏死区 CT 值略低于正常肝组织，少数病灶内可见气体。多数边缘清晰，周围可出现不同密度的环形带，称为"环形"征或"靶"征，一般为 1～3 环，自外向内分别为水肿、纤维肉芽组织、炎性坏死组织等。增强后中心液化区不强化，病灶内未坏死肝组织有强化，环形带可有不同程度强化。由于门静脉炎症引起肝动脉代偿，使肝动脉灌注升高，因此可在动脉期出现一过性动脉期强化。肝外表现可见右肺不张、右侧胸腔积液或积脓，结肠壁可能增厚。

3. MRI　脓腔多为 T_1WI 低信号，T_2WI 高信号，腔壁 T_1WI、T_2WI 均为稍高、较高信号。急性期脓肿壁周围可见 T_1WI 低信号、T_2WI 高信号的水肿带，DWI 提示脓腔为较明显的扩散受限，增强后中心液化坏死区不强化，灶内未坏死区有强化，病变边缘常出现水肿。

【鉴别诊断】

1. **原发性肝癌**　结合临床病史，肝脓肿有炎症反应，或抗感染治疗后复查脓肿有吸收；原发性肝癌多有肝炎、肝硬化病史，AFP 升高。CT 增强典型肝癌呈"快进快出"表现。

2. **肝脏转移瘤**　乏血供者，增强后无明显强化；富血供者在动脉期通常表现为病灶周围不规则环状强化，中央囊变区无强化，与周围水肿带构成"牛眼"征。

3. **肝内胆管细胞癌**　常见于肝左叶，多为单发，且病灶沿胆管弥散浸润，强化常为不完整的环形，可见肝脏包膜回缩征。

思考题

1. 阿米巴肝脓肿出现一过性灌注异常的原因是什么？
2. 阿米巴肝脓肿 3 环"靶"征由哪些部分组成？
3. 阿米巴肝脓肿与肝内胆管癌鉴别诊断依据有哪些？

（李小虎）

二、原发性阿米巴脑膜炎

学习目标

1. 掌握原发性阿米巴脑膜炎的临床表现、实验室检查及影像学特点。
2. 熟悉原发性阿米巴脑膜炎的鉴别诊断。

【临床概述】

原发性阿米巴脑膜炎（primary amoebic meningoencephalitis，PAM）一种由福氏耐格里阿米巴引起的坏死性、出血性脑膜脑炎，起病急、病情发展迅速，病死率高达 98%，患者通常在症状出现 3～7 天内死亡，早期诊断对患者存活至关重要。本病发病率低，临床表现不特异，极易造成误诊。

PAM 潜伏期短，病情进展迅速，通常在首次暴露后 5～7 天出现临床症状，最初表现为发热、头痛、恶心和呕吐等，随着病情进展，较短时间内会出现烦躁不安、抽搐、昏迷、脑疝，体格检查一般有颈强直、病理征阳性等。福氏耐格里阿米巴滋养体在水中生活时为短暂的鞭毛型，当遇到在水中游泳或潜水的人时可吸附于其鼻黏膜，穿透黏膜通过筛板沿嗅神经侵入脑组织进行繁殖并破坏脑组织，导致 PAM。感染者以免疫功能正常的儿童和青少年多见。PAM 发病机制尚不清楚，研究多认为福氏耐格里阿米巴直接侵袭脑组织，同时释放多种蛋白酶，如磷脂酶、鞘磷脂酶、溶血磷脂酶等，造成脑细胞直接被溶解破坏；另外阿米巴侵入可引起嗜酸性粒细胞、中性粒细胞和巨噬细胞攻击病原体的宿主反应，诱发强烈的免疫反应，进一步加重中枢神经系统损伤；在病程最后阶段，脑组织广泛损伤，出现溶解的坏死区、出血和细胞碎片，发生脑疝而死亡。

PAM 确诊需依赖脑脊液检查，可见白细胞计数轻中度升高，以中性粒细胞升高为主，蛋白质升高明显，葡萄糖及氯化物降低，进行脑脊液特殊染色找到阿米巴滋养体是确诊的金标准，病原宏基因组测序（metagenomic next-generation sequencing，mNGS）也有助于诊断。早期诊断和治疗是患者生存的关键。但 PAM 发病率低，临床表现、实验室检查无特异性，早期诊断十分困难，多数患者在死亡后通过尸检明确诊断。由于儿童急性化脓性脑膜炎发病率远高于成人，PAM 在儿童病例中更易造成误诊。

【影像诊断要点】

1. CT 表现无特异性。颅内可出现单发或多发低密度占位、脑水肿、脑积水等征象，老年患者可出现皮质萎缩，亦可表现为正常影像。

2. MRI 表现无特异性。大脑半球、脑干、小脑和上段脊髓可见化脓性改变，周围可见渗出物及出血性坏死等表现，亦可表现为急性期脑梗死。

【鉴别诊断】

化脓性脑膜炎：需密切结合临床表现及实验室检查，尽快行脑脊液涂片查找阿米巴滋养体或病原 mNGS 检查，尽早明确诊断，以期改善预后。

思考题

1. 原发性阿米巴脑膜炎的临床症状有哪些？
2. 原发性阿米巴脑膜炎确诊主要依据是什么？

（李小虎）

推荐阅读

[1] BÄCHLER P, BALADRON M J, MENIAS C, et al. Multimodality imaging of liver infections: differential diagnosis and potential pitfalls. Radiographics, 2016, 36(4): 1001-1023.

[2] KUMANAN T, SUJANITHA V, SREEHARAN N. Amoebic liver abscess: a neglected tropical disease. Lancet Infect Dis, 2020, 20(2): 160-162.

[3] RAJU R, KHURANA S, MAHADEVAN A, et al. Central nervous system infections caused by pathogenic free-living amoebae: an Indian perspective. Trop Biomed, 2022, 39(2): 265-280.

[4] SESHAGIRI D V, VISWANATHAN L G, GOYAL A, et al. Granulomatous amoebic meningoencephalitis in an immunocompromised patient with AIDS and neurosyphilis. Neurology, 2023, 101(11): 495-496.

第二节　疟疾

学习目标

1. 掌握脑型疟、肺型疟和疟疾腹部病变的影像特点、鉴别诊断。
2. 熟悉疟疾的临床表现和确诊依据。

【临床概述】

疟疾（malaria）是经按蚊叮咬而感染疟原虫所引起的虫媒传染病，临床以反复发作的周期性寒战、高热、头痛、出汗、贫血及脾大为特征。

寄生于人类的疟原虫有四种，即间日疟原虫、卵形疟原虫、三日疟原虫和恶性疟原虫，其中以间日疟原虫最常见，其次为恶性疟原虫，三日疟原虫及卵形疟原虫较为少见。疟疾患者临床表现的严重程度与感染疟原虫的种类密切相关。典型症状为突发寒战、高热和大量出汗。各种疟疾的两次发作之间都有一定的间歇期。病程早期的间歇期可不规则，但经数次发作后即逐渐变得规则。反复发作造成大量红细胞破坏，可使患者出现不同程度的贫血和脾大。间日疟原虫及卵形疟原虫感染可复发，恶性疟原虫引起的发热常不规则，病情较重，并可引起脑型疟等发作。

脑型疟主要临床表现为发热、剧烈头痛、呕吐、抽搐，常出现不同程度的意识障碍。病情凶险，如未获及时诊治，病情可迅速发展，病死率较高。经吉姆萨染色（Giemsa stain）后用显微镜油镜检查寻找疟原虫，是目前最常用的方法，具有确定诊断及判断疟原虫密度的重要意义。

【影像诊断要点】

1. 脑型疟

（1）典型表现：弥漫性脑水肿。脑内可见多发低密度灶及点状出血灶。MRI 上 T_2WI 和 FLAIR 可见多发高信号病灶，SWI 对点状出血灶的敏感性高于 T_2WI 和 FLAIR，DWI 及 ADC 病灶多无扩散受限。

（2）影像分型：Patankar 等将脑型疟的 CT 表现分为四种类型。①正常；②弥漫性脑水肿；③弥漫性脑水肿伴双侧丘脑低密度病灶；④弥漫性脑水肿伴双侧丘脑和小脑低密度病灶。后两型低密度病灶边界清楚，无出血表现。

（3）其他：可见基底节、丘脑、脑桥和小脑局灶性梗死，脑桥、小脑脱髓鞘等改变。

2. 肺型疟

（1）典型表现：支气管炎、肺炎、肺水肿。

（2）影像分型：①支气管炎型，双肺支气管血管束增粗增多紊乱，以双肺下叶为著；②间质性肺炎型，肺纹理增多、模糊，伴有网状阴影及小点状小叶间隔的改变，以双肺中外带分布为主，也可全肺分布；③支气管肺炎型，双肺下野增粗的肺纹理中有斑片状模糊阴影；④大叶性肺炎型，按肺叶或肺段分布的实变，肺段实变以基底部病变为主；⑤肺水肿，双肺对称大片渗出。

（3）常见征象：肺泡积血时表现为斑片状或弥漫性 GGO。此外，还可见到胸膜增厚、胸腔积液等。

3. 腹部病变

（1）典型表现：①肝脾肿大，甚至巨脾。CT 平扫肝脾密度减低，MRI 平扫呈 T_1WI 稍低或等信号、T_2WI 稍高信号改变。增强扫描呈渐进性强化，脾脏强化程度低于肝脏。②脾梗死，CT 平扫显示脾缘处多发楔形、长条形或"地图样"低密度灶，增强扫描无强化。MRI 表现为脾脏内不规则、楔形或"地图样" T_1WI 低信号、T_2WI 高信号改变，Gd-DTPA 增强扫描显示扩张脾静脉内条状充盈缺损。脾脏为可逆性改变，随诊复查脾脏长条形低密度病灶消失，同时脾脏恢复正常大小。巨脾及多发性脾梗死常见于重度恶性疟疾。

（2）常见征象：肝功能损害表现为肝内淋巴瘀滞。胆囊壁和门静脉周围水肿、腹水、自发性脾破裂或包膜下出血等，自发性脾破裂或包膜下出血常见于日间疟患者。肾脏受累表现为急性肾功能不全或肾衰竭改变，平扫双肾密度减低，皮髓质分界不清，或见斑片状减弱强化灶。胃肠道疟疾主要表现为胃肠壁广泛水肿和腹水。

4. 皮下软组织改变　皮下软组织增厚，CT 可见皮下脂肪密度增高，MRI 表现为皮下脂肪高信号部分或全部被 T_1WI 稍低信号、T_2WI 稍高信号取代，脂肪抑制 T_2WI 信号未见明显减低。

5. 多组织器官受累　肝、脾和肺同时受累多见，其次肝、脾和脑同时受累，再次肝和肺同时受累，四个组织器官和胃肠道、软组织同时受累少见。

【鉴别诊断】

1. 脑型疟

（1）流行性乙型脑炎：好发于夏秋季，急起发病，有高热、意识障碍、惊厥、强直性痉挛和脑膜刺激征等。典型者 T_2WI 及 FLAIR 呈高信号，累及大脑深部灰质核团，包括双侧丘脑、基底节等。

（2）脑梗死：多见于中老年高血压患者，且多有明确的突发病史。影像随访，病灶的占位效应逐渐减少，且多不伴全身发热症状，易与脑型疟鉴别。

（3）脑肿瘤：起病缓慢，病情呈进行性加重，临床表现为头痛、呕吐、视力障碍和肢体瘫痪等，多无发热或低热。CT 或 MRI 可见脑实质占位性病变，且随着病程的延长而增大。

2. 肺型疟　需要与其他病原体引起的肺部病变相鉴别。肺型疟病程短，吸收快，多在 1 周内吸收消散，使用抗疟药有特效。

思考题

1. 脑型疟的典型影像学表现是什么？
2. 肺型疟的影像分型及各型表现是什么？

（李　莉　樊婷婷）

推荐阅读

[1] COUGHLAN C, JÄGER H R, BREALEY D, et al. Adult cerebral malaria: acute and subacute imaging findings, long-term clinical consequences. Clin Infect Dis, 2024, 78(2): 457-460.

[2] TU D, GOYAL M S, DWORKIN J D, et al. Automated analysis of low-field brain MRI in cerebral malaria. Biometrics, 2023: 2417-2429.

第三节　黑热病

学习目标

1. 熟悉黑热病的影像学表现、流行情况、临床表现、实验室检查及鉴别诊断。
2. 了解黑热病的治疗用药。

【临床概述】

黑热病（kala-azar）是由亲内脏的利什曼原虫（*Leishimaria*）寄生于人体巨噬细胞所致的寄生虫病，主要通过雌性白蛉叮咬传播。目前在我国的新疆、甘肃、四川、内蒙古、山西、陕西等省（自治区）的多个县（区）仍有该病的流行或散在病例发生。人体感染该病后，未经治疗病死率可达90%。

利什曼原虫主要寄生于被感染者的脾、肝、骨髓和淋巴结等部位，可出现长期不规则发热伴畏寒、寒战，肝脾肿大，渐进性贫血，淋巴结肿大及消耗症状。面部、四肢及腹部皮肤颜色变深，故名"黑热病"。

实验室检查：血常规常有不同程度地三系下降（贫血最为常见），此外还包括血清学检查（直接凝集试验、间接荧光抗体试验、rk39免疫层析试条法和酶联免疫吸附试验）及病原学检查（取骨髓、脾或淋巴结等穿刺物涂片检查利什曼原虫无鞭毛体或将穿刺物进行培养检查利什曼原虫前鞭毛体）。其中，病原学检查是诊断利什曼原虫感染较可靠的方法，脾穿刺液诊断价值较高。

我国常用的抗虫药物是锑剂，国际推荐一线用药为两性霉素B，必要时可以考虑脾切除。临床一旦确诊利什曼原虫感染即应开始抗虫治疗，以病原学治愈为治疗终点。

【影像诊断要点】

1. **典型表现**　脾大，脾内多发低密度结节，MRI表现为T_2WI结节不均匀低信号，增强扫描可见延迟强化。

2. **其他常见表现**

（1）肝大：可伴多发低密度结节，与脾内多发低密度结节影像学表现相似。

（2）淋巴结肿大。

【鉴别诊断】

1. **淋巴瘤**　肿瘤可以侵犯全身各组织器官，多表现为多发淋巴结明显肿大，可伴肝脾肿大。淋巴瘤起病慢、病程长，临床表现无明显特异性。

2. **播散性组织胞浆菌病**　急性期影像学表现为双肺多发结节，以胸膜下及双肺下叶分布明显，结节周围可见"晕"征，少数可见实变。广泛分布于农村、森林或洞穴等地，主要通过吸入组织胞浆菌的孢子而致病。

3. **马尔尼菲篮状菌病**　播散型马尔尼菲篮状菌病腹部病变以腹腔淋巴结肿大最常见，其次是肝脾肿大。该病主要流行于东南亚地区，我国多发于广东、广西和湖南等地，且多侵犯免疫功能低下的患者。

思考题

1. 黑热病的主要影像学表现是什么？
2. 黑热病的流行地区主要位于哪里？
3. 黑热病需要与哪些疾病进行鉴别？

（鲁植艳）

推荐阅读

[1]《中华传染病杂志》编辑委员会. 中国利什曼原虫感染诊断和治疗专家共识. 中华传染病杂志，2017，35（9）：513-518.

[2] 赵荣荣，李敏，邓永东，等. 内脏利什曼病患者46例流行病学及临床特征分析. 中华传染病杂志，2018，36（6）：366-369.

[3] BANSAL N, JAIN A. Diagnosing visceral leishmaniasis. BMJ, 2023, 383: e076715.

[4] COSTA LDLN, LIMA US, RODRIGUES V, et al. Factors associated with relapse and hospital death in patients coinfected with visceral leishmaniasis and HIV: a longitudinal study. BMC Infect Dis, 2023, 23(1): 141.

第四节　弓形虫病

学习目标

1. 掌握弓形虫脑炎及肺炎的影像诊断要点。
2. 熟悉弓形虫脑炎及肺炎的影像鉴别诊断、临床表现、实验室检查及确诊依据。

【临床概述】

弓形虫病（toxoplasmosis）是由刚地弓形虫引起的人畜共患疾病。弓形虫是 AIDS 患者感染的常见病原体之一，可累及多个器官，如心肌、肺、视网膜等，中枢神经系统最易受累，并且是 AIDS 患者死亡的重要原因之一。弓形虫脑炎死亡率较高。弓形虫肺炎较为少见，患者感染后常易误诊。

患者免疫功能正常时感染可无临床症状及体征，包囊可寄生于中枢神经系统或横纹肌内，此时病原学检测呈阳性。当患者免疫功能低下时，尤其是 AIDS 患者 CD_4^+ T 淋巴细胞计数小于 100 个 /µl 时常引起相应的临床症状及体征。累及中枢神经系统时，主要症状及体征为头痛、发热、头晕、恶心等，严重时可有意识障碍、偏瘫、癫痫、抽搐及肢体活动障碍等。累及肺时患者常出现发热、咳嗽及呼吸困难。

血清和 / 或脑脊液弓形虫 IgG、IgM 抗体滴度被用于诊断弓形虫病，但约有 10% 的 AIDS 相关弓形虫病患者血清 IgG、IgM 抗体滴度为阴性。AIDS 相关脑弓形虫感染的确诊还可以根据聚合酶链式反应（PCR）。光镜下体液和血液中观察到弓形虫速殖子（假孢囊），可判断病原学阳性。组织活检是明确诊断弓形虫脑炎的金标准。

【影像诊断要点】

弓形虫脑炎表现为脑内多发结节灶，基底节区及皮髓质交界区较易受累，增强后病灶多呈薄壁环形及结节状强化，可见"靶"征，部分病灶可见灶周水肿及占位效应。MRI 平扫 T_1WI 上病变多表现为小结节状低信号，部分病变 T_1WI 呈高信号，由于病变内出血所致；T_2WI 多呈等或高信号，T_2-FLAIR 常表现为高信号；DWI 表现多样。增强扫描后病变多呈环形强化，部分病例可见偏心性"靶"征，该征象高度提示中枢神经系统弓形虫感染。此外，T_2WI 还可出现向心性"靶"征，该征象由中心低信号区、中心高信号区及外周低信号区组成。这两种特征性征象反映病变的不同病理阶段，很少在同一病灶显示。

弓形虫肺炎常表现为双侧弥漫性、网格状 GGO，患者由于缺乏特异性表现，常与其他类型的肺炎难以鉴别。

【鉴别诊断】

1. **原发性中枢神经系统淋巴瘤**　好发于脑白质深部脑室周围及脑内靠近表面区域，单发或多发。病变实质部分 DWI 多表现为均质的高或稍高信号，增强后病变多数呈均匀强化。

2. **脑结核**　成熟结核球可出现"靶"征，其病理基础为中心干酪样坏死、中间炎性肉芽肿及最外层的胶原纤维。患者常表现为单发多房病灶，增强后边缘强化，周围水肿明显。

3. **转移瘤**　常由恶性肿瘤血行播散引起，幕上多见，多位于灰质和白质交界区，常有小病灶大片状水肿的特点。

（夏　爽）

📖 推荐阅读

[1] ELSHEIKHA H M, MARRA C M, ZHU X Q. Epidemiology, pathophysiology, diagnosis, and management of cerebral toxoplasmosis. Clin Microbiol Rev, 2020, 34(1): e00115-e00119.

[2] MOHAMMADZADEH N, TUNG G A, PRAKASH P, et al. Parkinsonism: a rare complication of cerebral toxoplasmosis. Ann Neurol, 2023, 94(5): 917-918.

[3] ROCHE A D, ROWLEY D, BRETT F M, et al. Concentric and eccentric target MRI signs in a case of HIV-associated cerebral toxoplasmosis. Case Rep Neurol Med, 2018, 2018: 9876514.

[4] WEIDAUER S, WAGNER M, ENKIRCH S J, et al. CNS infections in immunocompetent patients: neuroradiological and clinical features. Clin Neuroradiol, 2020, 30(1): 9-25.

第五节　吸虫病

一、日本血吸虫病

1. 掌握日本血吸虫病的影像诊断要点。
2. 熟悉日本血吸虫病的临床表现、实验室检查、影像鉴别诊断、确诊依据及治疗。

【临床概述】

日本血吸虫病（schistosomiasis japonica）是日本血吸虫寄生于门静脉系统所引起的疾病。由皮肤接触含尾蚴的疫水而感染，主要病变为虫卵沉积于肝脏和结肠等组织而引起的虫卵肉芽肿。

日本血吸虫病临床表现复杂多样，轻重不一，急性期有发热、肝大和压痛，腹泻或排脓血便及血中嗜酸性粒细胞显著增多；慢性期以肝脾肿大或慢性腹泻为主；晚期则以门静脉周围纤维化病变为主，可发展为肝硬化、门静脉高压症、巨脾和腹水；有时亦可发生血吸虫病异位损害。实验室检查：急性血吸虫病患者嗜酸性粒细胞显著增多。急性血吸虫病患者血清球蛋白显著增高，晚期患者常出现白蛋白与球蛋白比例倒置现象。粪便内检查虫卵和孵出毛蚴是确诊的直接依据，一般急性期检出率较高。虫卵引起本病的主要病理损害是形成典型的虫卵肉芽肿和纤维化病变。吡喹酮治疗后 3~6 个月粪便虫卵阴转率为 85%，虫卵孵化阴转率为 90%~100%。血清免疫诊断转阴有时需 1~3 年。

【影像诊断要点】

1. **典型表现**　日本血吸虫病病理变化最显著的部位是肝脏和结肠。肝型血吸虫病晚期可出现血吸虫性肝硬化、肝包膜钙化、肝实质内"地图"状钙化等影像特征。血吸虫病肠道病变晚期可出现肠壁增厚，肠腔狭窄，肠管僵直及肉芽肿等改变，以直肠和乙状结肠最为显著。

2. **影像分型**

（1）脑型血吸虫病：CT 或 MRI 平扫表现为颅内单发或多发病灶，主要位于皮质或皮质下，病灶为低密度或 T_1WI 呈等信号或稍低信号，T_2WI 呈高信号或稍高信号，水肿和占位效应明显，增强后病灶强化形式多样（图 7-5-1）。

（2）脊髓型血吸虫病：脊髓圆锥膨大，病变节段脊髓在 T_1WI 呈等或稍低信号，T_2WI 呈较高信号，但其信号强度明显低于脑脊液，增强扫描脊髓呈线型或结节样强化。

（3）肺型血吸虫病：X 线早期可见肺部片状或粟粒样阴影，以中下肺野为多。晚期表现为新旧不等、密度不均匀或密度较高、边界清晰的不规则片状阴影，甚至肺间质纤维化。CT 上急性肺型血吸虫病表现为一过性的微结节及支气管壁增厚；慢性肺型血吸虫病表现为肺内多发纤维条索影及特征性的结节或微结节。

（4）肝型血吸虫病：CT 上晚期肝型血吸虫病主要表现为血吸虫性肝硬化，肝实质内线

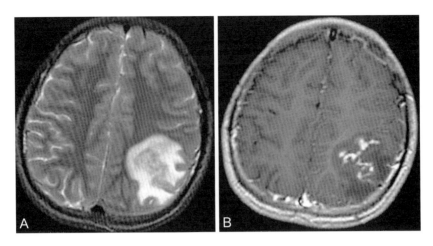

图 7-5-1 脑型血吸虫病 MRI 表现

A. T₂WI 示左侧顶枕叶病灶呈稍高信号，周围水肿明显；B. T₁WI 增强扫描，病灶呈斑条状强化。

样、网状、"蟹足样""地图样"、团块状或包膜下钙化（图 7-5-2），肝内汇管区低密度灶及中心血管影，肝实质内间隔状强化及门静脉系统和结肠壁的钙化。

（5）血吸虫病肠道病变：晚期 X 线表现为肠壁溃疡（龛影），黏膜增生，肠腔狭窄，肠管僵直、缩短和肉芽肿等改变。CT 可见沿肠壁分布的线形或弧线形钙化，后期因肠壁纤维化可见肠壁增厚，肠腔变窄（图 7-5-3），以直肠和乙状结肠最为显著。

3. 常见征象

（1）"晕"征：CT 上典型的结节或微结节多分布于中下肺叶，胸膜下或支气管分叉处，结节中心部分密度较高，边缘不清晰，周围可见磨玻璃样渗出（图 7-5-4）。

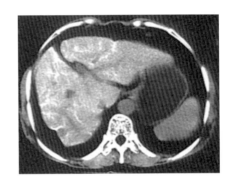

图 7-5-2 肝型血吸虫病 CT 表现

肝体积缩小，边缘欠规整，肝叶比例失调，尾状叶体积增大，肝实质内散在线样、网状钙化，肝包膜部分钙化。

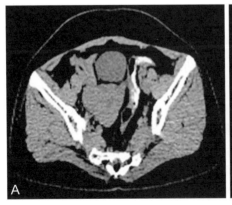
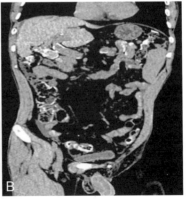

图 7-5-3 血吸虫病肠道病变 CT 表现

A、B. 沿肠壁散在分布的线形或弧线形钙化，肠壁增厚，肠腔变窄。

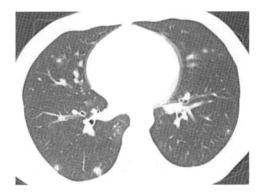

图 7-5-4 肺型血吸虫病 CT 表现

双肺多发结节及微结节，以中下肺叶、胸膜下或支气管分叉处多发，部分结节中心密度较高，边缘不清晰，周围可见磨玻璃样渗出，呈"晕"征。

（2）龛影：当肠壁的溃疡达到一定深度后，能被钡剂充填，形成突出于肠腔轮廓外的钡斑影像。

4. **其他** 脑型血吸虫肉芽肿呈慢强化、慢消退、融合成团的特征性强化表现；血吸虫性肝硬化可合并慢性胆囊炎或胆结石、肝癌；血吸虫病肠道病变亦可出现肝硬化或恶变成结肠腺癌。

【鉴别诊断】

1. **肝炎后肝硬化** 肝脏多缩小，尾状叶相对增大较常见，肝边缘呈较均匀的局限性隆起，肝包膜下及肝实质无钙化。

2. **原发性肝癌** 血吸性肝硬化和原发性肝癌均可表现为低密度结节灶，但增强扫描原发性肝癌呈"快进快出"的特征性强化。

3. **胶质瘤** 占位效应较明显，增强扫描呈不规则环状、花边状强化，临床病程进展迅速。

4. **急性血行播散性肺结核** CT 表现为广泛分布于双肺的粟粒状结节，病灶分布均匀、大小均匀、密度均匀。

思考题

1. 日本血吸虫病的主要临床表现是什么？

2. 肝、肺、脑、脊髓及肠道各型血吸虫病的影像学表现是什么？

3. 肝型血吸虫病的主要影像鉴别诊断及鉴别要点是什么？

（陈天武）

二、并殖吸虫病

学习目标

1. 熟悉并殖吸虫病的影像学表现、诊断及鉴别诊断。

2. 了解并殖吸虫病的定义、病因及临床表现。

【临床概述】

并殖吸虫病（paragonimiasis）又称肺吸虫病，是由卫氏并殖吸虫童虫、成虫在人体组织器官中移行、窜扰、定居，或斯氏狸殖吸虫的幼虫在人体移行所引起的一种慢性人兽共患寄生虫病。人以进食生的或半生熟的含活囊蚴的溪蟹或蝲蛄而感染。

卫氏并殖吸虫常引起以肺部病变为主的全身性疾病，主要临床表现为咳嗽、咳铁锈色痰、胸痛、咯血等症状，但因虫体具有游走特性，可引起身体任何组织和器官受损的症状。斯氏狸殖吸虫引起的主要病变是游走性皮下包块和渗出性胸膜炎，但其较少进入肺形成典型囊肿。临床分型主要为肺型和肺外型，肺外型主要有腹型、皮下结节型和脑型。

按侵犯器官的不同，并殖吸虫病临床上分为四种类型：①肺型，多见于卫氏并殖吸虫感染，表现为咳嗽、咳痰，甚至咯血，虫囊破入胸腔，有胸痛、脓胸及胸腔积液等。②腹型，最常表现为腹痛、腹泻、呕吐，肝大，有时可触及肿块，斯氏狸殖吸虫和四川并殖吸虫的童虫常侵犯肝脏致肝大和肝功能异常。③皮下结节型，以皮下结节和肿块表现为主，好发部位依次为腹部、胸部和腰背部，腹股沟、大腿及阴囊等也可出现。④脑型，分颅内压增高型、组织破坏型、刺激型、炎症型及神经精神型等。

实验室检查：外周血嗜酸性粒细胞绝对值或比例明显升高；并殖吸虫特异性抗体 IgG 均为阳性；部分患者粪便中可检测出并殖吸虫虫卵。HE 染色见病灶呈肉芽肿性病变，周围有大量的嗜酸性粒细胞分层形成包绕，病灶中央微血管内可见血栓。

吡喹酮是广谱抗寄生虫药物，世界卫生组织推荐其作为治疗并殖吸虫病的主要药物，辅以对症、支持治疗，并殖吸虫病完全可以实现临床治愈。

【影像诊断要点】

1. X线 肺型并殖吸虫病表现为肺实质结节浸润、囊性病变、空洞性病变、纤维化钙化、胸膜增厚与积液、气胸、心包积液和横膈局部隆起。

2. CT

（1）神经系统：脑部早期主要以出血伴灶周水肿为特点，晚期主要表现为多发结节状的高密度病灶伴钙化，水肿相对较轻，部分病例同时有大脑皮质萎缩和脑室扩张。

（2）呼吸系统：肺部异常征象主要有结节、磨玻璃影（GGO）、囊变、虫蚀样变、"隧道"征（图 7-5-5）、窦道形成、胸腔积液及胸膜增厚，其中"隧道"征为该病的特征性表现，是卫氏并殖吸虫在肺内迁移游走，对肺组织的慢性破坏而形成的。虫体移行形成薄壁囊肿，可表现为结节状、条状密度增高影，边缘模糊，呈"月晕"征。

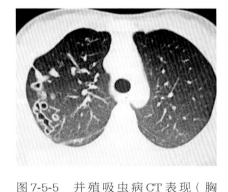

图 7-5-5 并殖吸虫病CT表现（胸肺型）

右肺上叶多发空洞，洞壁稍厚，并可见"隧道"征。

（3）消化系统：肝、脾实质内多个囊实性病灶融合成管道状、"串珠样"低密度影，呈现囊状、管状、"蛇纹石样"和"隧道样"改变，增强后病灶边缘强化。

3. MRI

（1）神经系统：以顶叶多见，以颅内出血为主要特点，伴多发或单发不规则低密度大范围水肿区。出血灶周围有较大的"戒指环样""指套样"水肿信号，见"隧道"征，增强扫描可见斑片状、结节状、单发或多发小环状强化，增强后"隧道"征更加明显（图7-5-6）。

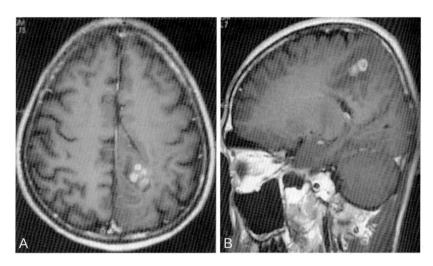

图7-5-6　并殖吸虫病MRI表现（脑型）
A、B.增强扫描，左侧顶叶多发环状强化病灶聚集。

（2）消化系统：多发病灶分布在肝包膜下或门静脉分支周围肝实质内，呈不规则形或条形，部分病灶在右肝后段可见"隧道"征。单发病灶均分布在肝包膜下，呈圆形或类圆形；病灶T_1WI呈等或稍低信号，T_2WI呈稍高或稍低信号。增强扫描时，多发病灶在动脉期及门静脉期可见斑片状强化，延迟期病灶呈等信号；单发病灶可见周围环形强化，动脉期显示最清晰。

【鉴别诊断】

1. **肺结核**　肺部受累患者常以胸闷、呼吸困难、发热等呼吸道症状首诊，部分患者伴咳嗽、咳痰、咯血症状，肺型卫氏并殖吸虫病的一个重要特点为多浆膜腔积液，胸腔积液穿刺可检出嗜酸性粒细胞明显增多，结合呼吸道症状容易误诊为结核胸膜累及。但肺型卫氏并殖吸虫病无明显的结核症状，且结核性胸膜炎并无明显血液及胸腔积液嗜酸性粒细胞增多，抗结核治疗有效。

2. **肝癌**　腹痛、腹胀，腹部CT检查显示肝脏多发低密度影的腹型并殖吸虫病易误诊为肝癌，但肝癌患者常有饮酒或肝炎病史，甲胎蛋白升高。

3. **颅内感染**　发热、头痛、肢体功能障碍，头颅MRI异常信号的儿童肺吸虫病患者，如果不详细询问既往史，则易误诊为颅内感染，但颅内感染患者血常规嗜酸性粒细胞常无升高，在积极抗感染、脱水、降低颅内压后发热及头痛等症状很快缓解。

思考题

1. 并殖吸虫病的临床表现主要是什么？
2. 并殖吸虫病的影像学表现是什么？
3. 并殖吸虫病应该与哪些疾病相鉴别？如何鉴别？

（陈天武）

三、华支睾吸虫病

了解华支睾吸虫病的临床表现、影像学特征、影像学鉴别诊断及确诊依据。

【临床概述】

华支睾吸虫病（clonorchiasis）是由于华支睾吸虫寄生于人体胆道系统所引起的疾病，俗称肝吸虫病。华支睾吸虫主要寄生于人体胆管，可引起胆囊炎、胆管结石、胆管梗阻性黄疸等疾病，严重者可发展为肝硬化、胆管癌。在我国，该病主要流行于广东、广西、黑龙江等地，发病率呈上升趋势，且再感染发生率高。患者多有生食鱼类的习惯，临床表现不典型，可有上腹部不适、消化不良、腹痛、腹泻、疲乏和体重减轻等症状。粪便中发现华支睾吸虫虫卵是诊断的金标准。临床上，吡喹酮和阿苯达唑常用于治疗该病。CT 和 MRI 具有重要的辅助诊断价值，并可用于评估疾病的进展。

【影像诊断要点】

1. 典型表现

（1）CT 和 MRI：肝边缘部胆管呈囊状、杵状扩张（图 7-5-7），而肝外胆管无扩张或轻度扩张，肝内、外胆管扩张不成比例为影像学特征性表现。CT 和 MRI 上扩张的胆管内可见点状虫体

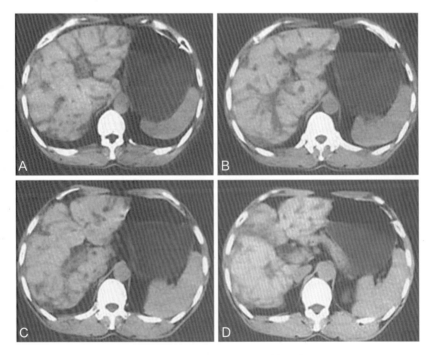

图 7-5-7　华支睾吸虫病 CT 表现
A～D. 肝边缘部胆管呈囊状、杵状扩张。

影，胆囊内可见团状虫体影。死亡的虫体可形成结石影。

（2）胆管成像：磁共振胰胆管成像（magnetic resonance cholangiopancreatography，MRCP）和内镜下逆行胰胆管造影（endoscopic retrograde cholangiopancreatography，ERCP）对疑难病例诊疗有很大帮助。本病在 ERCP 上表现为特征性的弥漫性肝内胆管末端囊性扩张，并且能够直接观察到成虫和虫卵，表现为胆管内充盈缺损，呈细丝状或椭圆形（图 7-5-8）；重症患者 ERCP 上可观察到胆汁内较多"荞面样"碎片，其成分多为虫卵、虫体及其分泌物和脱落的胆管上皮细胞团块。

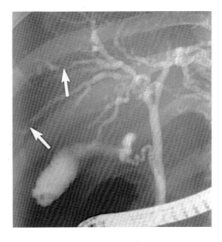

图 7-5-8　华支睾吸虫病 ERCP 表现
弥漫性肝内胆管末端囊性扩张，胆管内充盈缺损（箭），呈细丝状或椭圆形。

2. **常见征象**

（1）合并肝实质感染：由于大量虫体、虫卵对胆管的机械性刺激，当合并细菌感染时可导致胆管炎、肝脓肿。华支睾吸虫导致的胆管炎在 CT 上表现为扩张胆管邻近肝实质内斑片状低密度区，边缘不清，胆管壁增厚、强化。合并肝脓肿时，CT 平扫肝内可见单发或多发类圆形或斑片状病灶，或呈低、稍低密度结节影；MRI 检查，T_1WI 呈低信号，T_2WI 呈高信号，边界不清，邻近肝组织可见水肿、胆管扩张，增强扫描可见特征性的环状强化。

（2）合并胆管癌：华支睾吸虫病合并的胆管癌多为肝内型胆管癌，以肝右叶多见。CT 平扫表现为肝实质内类圆形、分叶状或不规则肿块影，常呈稍低或低密度，增强扫描动脉期呈不规则带状或环形强化，门静脉期和延迟期病灶强化范围向中心扩展。与梗阻型胆管癌的不同点在于胆管扩张的方式，后者胆管常呈"软藤样"扩张，而华支睾吸虫病合并胆管癌表现为肝内末梢胆管小囊状或枯树枝样扩张。当肿瘤病灶较大时，可引起肿瘤周围胆管扩张，这可能为长期慢性炎症刺激及肿瘤压迫所致。

【鉴别诊断】

1. **原发性硬化性胆管炎**　胆管累及范围与华支睾吸虫病的表现有较高的相似性，但原发性硬化性胆管炎表现为周围胆管轻度扩张并呈"树枝样""串珠样"改变，中心胆管多为狭窄改变，严重时可出现中心胆管与周围胆管连续性中断的征象。胆管常呈均匀性扩张，较少呈囊状扩张。华支睾吸虫病由于虫体常寄生于肝内胆管末梢，受其蠕动和分泌物的影响，胆管通常呈不完全性阻塞，故多有明显的肝内胆管末梢囊状扩张。

2. **胆管癌**　早期胆管癌与华支睾吸虫病在影像学表现上易混淆，平扫检查对于早期胆管癌的诊断较为困难，但增强扫描有助于鉴别诊断，因增强扫描可见胆管内软组织肿块强化，但虫团多不强化，只是胆管壁因炎症可呈轻度强化。当肿瘤生长到一定程度而引起远端胆管或胰管扩张时，可观察到胆管癌引起的肝内外胆管扩张，通常是成比例显著扩张，呈"软藤样"或"腊肠样"改变，但无末梢胆管小囊状扩张表现，有明确的梗阻平面。

3. **先天性肝内胆管囊状扩张**　常呈多发性、节段性扩张，邻近或近端胆管往往正常；而华支睾吸虫病患者胆管扩张则为弥漫分布，虽然末梢呈囊状，但其近端胆管亦扩张呈均匀"树枝状"。

🌀 **思考题**

1. 华支睾吸虫病的典型影像学表现是什么？
2. 华支睾吸虫病的肝内胆管扩张有什么特点？如何与其他原因引起的胆管扩张鉴别？

（陈天武）

📖 **推荐阅读**

[1] 李子昂，焦一平，徐军. 人工智能在血吸虫病防控中的应用现状与前景. 中国血吸虫病防治杂志，2022，34（5）：453-457，483.

[2] 刘红山，方竞，廖锦元. 华支睾吸虫病及其合并症的CT表现. 新发传染病电子杂志，2018,3（2）：106-110.

[3] FENG Y, FÜRST T, LIU L, et al. Estimation of disability weight for paragonimiasis: a systematic analysis. Infect Dis Poverty, 2018, 7(1): 110.

[4] YOSHIDA A, DOANH P N, MARUYAMA H. Paragonimus and paragonimiasis in Asia: an update. Acta Trop, 2019, 199: 105074.

第六节　肝棘球蚴病

学习目标

1. 掌握肝棘球蚴病的影像诊断要点。
2. 熟悉肝棘球蚴病的影像鉴别诊断、临床表现及诊断、确诊依据。
3. 了解肝棘球蚴病的常用检查方法。

【临床概述】

肝棘球蚴病（hydatid disease of liver）是棘球绦虫的幼虫寄生于肝脏而发生的寄生虫病。棘球绦虫卵经消化道感染人体后，在十二指肠内发育成六钩蚴，六钩蚴脱壳而出后，借助小钩吸附于小肠黏膜，并可进入肠壁内的毛细血管，经肠系膜静脉进入门静脉系统，随门静脉循环到达肝脏寄生。本病主要流行于农牧区，我国以新疆、青海、宁夏、内蒙古和西藏等地多见。近年来随着旅游业的发展、人口的流动和饲养家犬的增多，城市人口的患病数量有逐渐增多的趋势。棘球蚴病分为细粒棘球蚴病和泡状棘球蚴病，以前者多见，两者比例为100∶1～100∶3。

本病起病隐匿，早期多数无症状，随着病灶的增大，可出现腹胀、肝区疼痛、恶心、呕吐等不适，包虫破入胆道或侵犯胆管可引起梗阻性黄疸。实验室检查血嗜酸性粒细胞可增多；囊液抗原皮内试验（Casoni试验）可为阳性；酶联免疫吸附试验检测血清IgA、IgE和IgG，被认为是较敏感的指标。

细粒棘球蚴又称为包虫囊肿，为圆形或类圆形的包囊体，直径 1~10cm，囊壁由外囊及内囊构成。外囊是棘球蚴囊在生长过程中由周围的宿主组织炎症反应形成的较厚的纤维性包膜，常发生钙化；内囊为棘球蚴囊虫体本身，由囊壁和内容物组成；内囊壁又分两层：外层为角皮层，起到保护内层和吸收营养的作用；内层为生发层，不断分泌无色透明或微带黄色的囊液，并向囊内长出许多原头节和生发囊，生发囊进一步发育可形成与母囊结构相同的子囊，使包虫囊肿呈多囊状外观。包虫囊肿在生长过程中，可因各种因素导致内囊从外囊上剥离，或合并感染，或合并破裂，形成各种继发性改变。

与细粒棘球蚴不同，泡状棘球蚴由无数小囊泡聚集成实性肿块。由于小囊泡的角皮层发育不完整，故生发层以外殖芽方式向周围浸润，病灶与正常肝组织界限不清。病灶实质因小囊泡的囊液外漏继发炎症反应、纤维化和钙盐沉积，病灶中心因营养障碍导致组织变性、坏死或液化形成含胶冻状液体的囊腔。位于肝门部或累及肝门的病灶可推压、包绕和侵蚀胆管和血管，从而引起相应的胆系和血管并发症，当病灶侵入血管后可继发远隔部位脏器的继发病变。

【影像诊断要点】

1. 典型表现

（1）肝细粒棘球蚴病（hepatic cystic echinococcosis，HCE）：肝实质内单发或多发病灶，大小不一，呈圆形或类圆形，水样密度的囊性病灶，增强扫描不强化（图 7-6-1）。

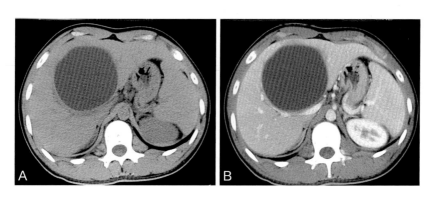

图 7-6-1　单纯型肝细粒棘球蚴病 CT 表现
A. 肝右叶类圆形低密度病灶，囊壁较薄，边缘清晰；B. 增强扫描，囊内及囊壁均未见明显强化。

（2）肝泡状棘球蚴病（hepatic alveolar echinococcosis，HAE）：肝实质内形态不规则的肿块，密度不均匀，呈低或混杂密度，边缘模糊不清。病灶内常常有数量不一、散在或群簇状分布的"小囊泡"；病灶内常伴不定型钙化（图 7-6-2、图 7-6-3）。

2. 影像分型
肝细粒棘球蚴病的影像分型与临床分型基本保持一致，可分为六种类型，分别为囊型（CE）、单囊型（CE1）、多子囊型（CE2）、内囊塌陷型（CE3）、实变型（CE4）、钙化型（CE5）。并针对包虫的大小分为 3 类：直径<5cm，称为小包虫，记为 S；直径为 5~10cm，称为中等包虫，记为 M；直径>10cm 称为大包虫，记为 L。根据生物学特征分为 3 组：有活性（1 组：CE1 和 CE2）、过渡型（2 组：CE3a 和 CE3b）和无活性（3 组：CE4 和 CE5）。

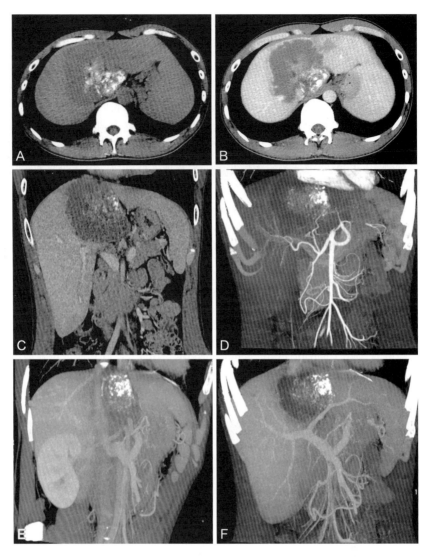

图 7-6-2 实体型泡状棘球蚴 CT 表现

A. 实性肿块，边界不清晰，病灶内可见小囊泡影，并可见多发钙化；B、C. 增强扫描（轴位及冠状位），病灶未见明显强化，境界逐渐清晰，病灶边缘不规则；D~F. MIP 图，病灶与血管的关系显示更清晰，部分层面显示下腔静脉及门静脉左支局部受侵。

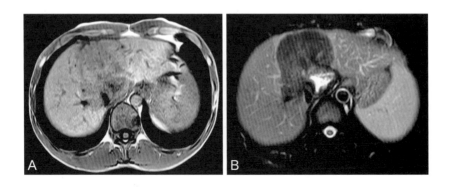

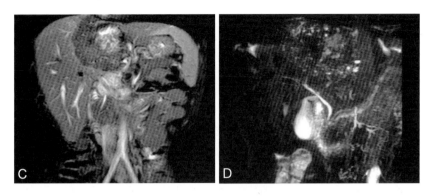

图 7-6-3 泡状棘球蚴 MRI 表现

A、B. 脂肪抑制，T_1WI 呈稍低信号，T_2WI 呈低信号，病灶内可见小斑片状 T_1WI 低信号，T_2WI 高信号液化坏死区；C、D. 脂肪抑制 T_2WI 及 MRCP，病灶内多发小囊泡影，与胆道结构关系显示更清晰。

肝泡状棘球蚴病分型目前尚未达成共识，比较认同的是 Kodama 等提出的基于小囊泡为特征的 MRI 分型方法。此分型根据肝泡状棘球蚴病灶内实性和囊性成分的构成和小囊泡的分布模式，将影像学特征分为五种类型，分别为多个小囊泡无实性成分（1 型）、具有实性成分及多个小囊泡（2 型）、围绕有多个小囊泡并伴有大和 / 或不规则囊肿的实性肿块（3 型）、实性肿块无囊泡成分（4 型）、大囊肿无实性成分（5 型）。

3. 常见征象

（1）肝细粒棘球蚴病

1）"囊中囊""玫瑰花瓣""蜂窝"征、"轮辐"征：母囊内含多个子囊型，依据子囊的数目和排列不同呈多房状外观，子囊的密度总是低于母囊液的密度而使其区别于其他性质的囊肿性病变（图 7-6-4）。

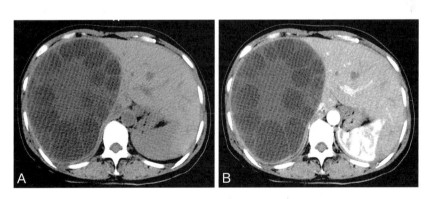

图 7-6-4 多子囊型肝细粒棘球蚴 CT 表现

A. 肝右叶多子囊型细粒棘球蚴，母囊内可见多个大小不一、类圆形更低密度子囊结构，多靠近母囊边缘排列，呈现"囊中囊"征象；B. 增强扫描，病灶未见明显强化。

2）"双壁"征、"新月"征：包虫囊肿内囊膜从外囊分离。

3）"飘带"征、"水蛇"征、"水上浮莲"征：包虫囊肿内囊完全剥离并漂浮在囊液中的特征性征象（图 7-6-5）。

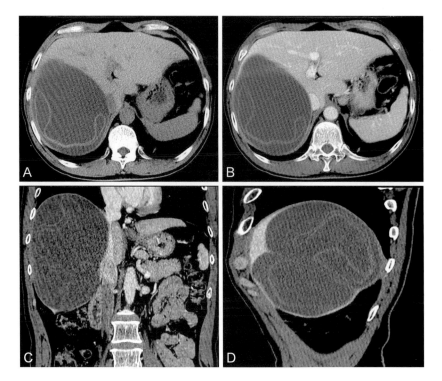

图 7-6-5　内囊破裂型肝细粒棘球蚴 CT 表现

A. 肝右叶病灶内囊破裂,内囊壁漂浮于囊液中,形成典型的"飘带"征;

B ~ D. 增强扫描,内囊壁显示更清晰,增强扫描无明显强化。

（2）肝泡状棘球蚴病

1）"小囊泡"征象：病灶内常有数量不一、散在或群簇状分布的"小囊泡",即直径 1cm 以内的小囊状低密度区（图 7-6-2、图 7-6-3）。

2）"地图样"外观：病灶实质内往往出现数量不等的钙化,小囊泡和小圈状钙化最具特征,病灶中心出现液化坏死。

3）"小圈"状、"颗粒"状钙化：病灶内常伴有钙化,呈"小圈状"、颗粒状或不定型钙化,其中小圈状钙化最具有特征性。

4）"浸润带"或"晕带"征：DWI 可见泡状棘球蚴病向外周增殖而形成稍高信号带。

5）"熔岩"征：病变内部发生液化坏死,液化区在 T_1WI 上为近似于水的低信号,在 T_2WI 上为近似于水的高信号（图 7-6-6）。

4. **其他**　肝细粒棘球蚴病的病灶有时可以显示呈环状或壳状钙化的包虫囊肿壁,以及病灶内的结节状或不规则钙化。肝泡型病灶邻近肝实质萎缩、凹陷；健侧肝脏代偿性增大。

【鉴别诊断】

1. **单纯肝囊肿**　需与单囊型肝细粒棘球蚴病进行鉴别,可对流行病学史、免疫学检查进行评估。单纯囊肿无囊壁显示,无钙化,囊液均匀。

2. **细菌性肝脓肿**　需与肝细粒棘球蚴病合并感染进行鉴别,细菌性肝脓肿表现为厚壁的囊性病灶,有时囊内可见气 - 液平面,增强扫描显示脓肿壁强化,外周伴低密度水肿带；全身中毒

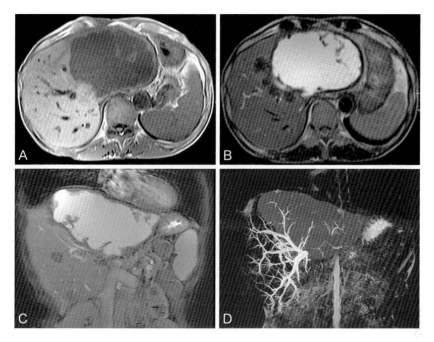

图 7-6-6　肝泡状棘球蚴"熔岩"征 MRI 表现

A、B. T_1WI 及 T_2WI，肝左叶泡状棘球蚴内部液化坏死表现为"熔岩"征或"地图"征，肝实质内可见多发转移灶；C. 冠状位 T_2WI；D. MRCP，病变与胆道关系显示更清晰，肝左叶肝内胆管破坏。

症状较重，白细胞计数明显升高。

3. **肝囊腺瘤**　具有多房样结构，需与多子囊型肝细粒棘球蚴病进行鉴别。肝囊腺瘤常有向腔内生长的实性壁结节，增强扫描有轻度强化；囊壁多无环形或弧形钙化，囊内分隔可见强化。

4. **肝内胆管细胞癌**　需与肝泡状棘球蚴相鉴别。肝内胆管细胞癌表现为肝内实性肿块，增强后其边缘显示花边样强化或内部延迟强化。

【案例分析】

女性，68 岁。上腹部疼痛 15 天，加重 2 天。患者自诉于 15 天前无明显诱因出现右上腹疼痛，为持续性钝痛，不伴恶心、呕吐，无腹胀、腹泻，无寒战、高热、黄疸，大小便正常。于当地医院行腹部超声提示肝脏囊性占位，期间未予治疗。2 天前患者疼痛症状加重，对症治疗后未见好转（具体治疗药物不详），故来院进一步治疗。患者居住于新疆，务农，平素身体健康。

包虫四项：抗 EgCF 抗体（＋），抗 EgP 抗体（＋），抗 EgB 抗体（＋），抗 EM2 抗体（＋）；血常规：WBC $11.79 \times 10^9/L$，NEUT $6.81 \times 10^9/L$，E $2.26 \times 10^9/L$。上腹部 CT 平扫及增强扫描见图 7-6-7。

■影像征象：CT 扫描肝左叶见一处形态不规则的囊性占位病灶，其内呈水样密度，CT 值约为 12HU，可见"飘带"征，增强扫描未见强化。

■印象诊断：肝囊性棘球蚴病（内囊塌陷型）。

■诊断要点：内囊塌陷型包虫囊肿是由于代谢异常、创伤或感染引起棘球蚴内囊破裂，囊液进入内外囊壁之间，继之内囊壁收缩内陷，卷曲皱褶，漂游于囊液中，形成典型的"飘带"征。

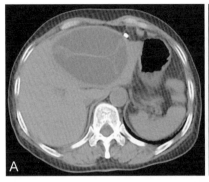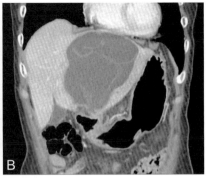

图 7-6-7 案例，CT 表现（A、B）

内囊漂浮于囊液时，超声显示为卷曲或折叠的膜状回声，呈"百合花"征。内囊从外囊上剥离，CT 显示"新月"征、"双层壁"征，完全剥离时内囊漂浮在囊液中呈"双环"征、"飘带"征、"水蛇"征，均具有诊断特异性。MRI 表现与 CT 相似，增强扫描病灶均不强化。此型棘球蚴亦具有特征性的影像学表现，容易诊断。

思考题

1. 肝细粒棘球蚴病常见的影像征象有哪些?
2. 肝泡状棘球蚴病常见的影像征象有哪些?
3. 病例分析 男性，54 岁。发现肝囊性棘球蚴病，伴尿频、蛋白尿 3 年。患者于 3 年前因尿频、蛋白尿在当地医院就诊。行腹部超声检查发现肝脏囊性占位，因患者疾病原因未能进行治疗。目前患者尿频、蛋白尿病情缓解，来院要求进行手术治疗。患者病程中未出现腹痛、皮肤和巩膜黄染。患者居住于新疆，有牧区居住及牛、羊、狗饲养史。家族中无类似患者。包虫四项：抗 EgCF 抗体（±），抗 EgP 抗体（±），抗 EgB 抗体（－），抗 EM2 抗体（－）。血常规：E $0.62 \times 10^9/L$，B $0.12 \times 10^9/L$。腹部 CT 和 MRI 表现见图 7-6-8。

（1）本病例的影像学表现包括

    A. 肝脏囊性占位   B. 无明显强化

    C. T_1WI 低信号、T_2WI 高信号   D. "玫瑰花瓣"征

    E. "飘带"征

（2）本病例的影像诊断可能是

    A. 单纯性肝囊肿   B. 肝脓肿

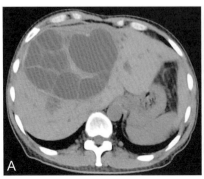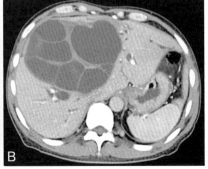

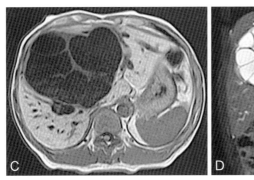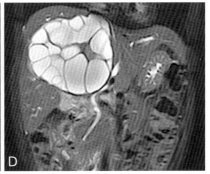

图 7-6-8　患者腹部 CT 和 MRI 表现（A~D）

C. 肝细粒棘球蚴　　　　　　　　　　　　D. 肝泡状棘球蚴

E. 肝细胞肝癌

病例分析答案：（1）ABCDE；（2）C

（刘文亚　张铁亮）

推荐阅读

[1] 任阿红，刘军，杨大为，等. 肝囊型包虫病与黏液性囊性肿瘤的影像学鉴别诊断. 放射学实践，2022，37（9）：1080-1084.

[2] 郁耀辉，刘文亚，赵圆，等. CT 影像组学鉴别肺囊性包虫病与肺脓肿的价值. 临床放射学杂志，2022，41（11）：2041-2045.

[3] 中国医师协会外科医师分会包虫病外科专业委员会. 肝两型包虫病诊断与治疗专家共识（2019版）. 中华消化外科杂志，2019，18（8）：711-721.

[4] 中华医学会放射学分会传染病影像学组，中国医师协会放射医师分会感染影像专委会. 肝包虫病影像学诊断专家共识. 中华放射学杂志，2021，55（1）：5-11.